我的身体我做主

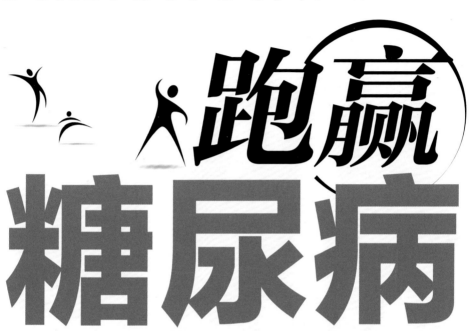

跑赢糖尿病

北京中日友好医院　田 心◎编著

U0389505

 吉林科学技术出版社

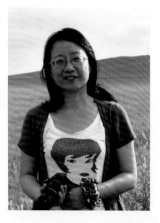

田心，毕业于天津中医药大学，现任职于北京市中日友好医院老年医学科副主任医师，北京中医药大学副教授。

从事老年医学临床医疗及教学、科研工作20余年，擅长中西医结合治疗各种急、慢性脑血管疾病、冠心病、慢性心功能不全、高血压、糖尿病、高脂血症、抑郁焦虑、老年记忆障碍、睡眠障碍、呼吸系统疾病及消化系统疾病等，临床医疗经验丰富，临床医疗效果明显。

自工作以来，曾经参加国家科技部十五公关课题及卫生部等多个课题的研究工作，曾经参与多部医学专著及科普著作的编写工作，发表专业论文10余篇；曾参加执业医师资格考试、住院医师规范化培养考试的监考工作，在教学工作中，多次被评为优秀教师。

编　　著：田　心

编　　委：尹琳琳　陈　闯　罗晓玲　郭公新　韩　川

　　　　　杨　茜　龚　庭　熊学龙　熊燕祥　郭　潇

　　　　　罗治勇　张文达　张文丹　莫尔楠　刘大权

　　　　　蒋德志　黎栋荣　张纪文　蒋　伟　邵换立

　　　　　殷泽惠　林　丽　温百华　张国忠　张小雨

　　　　　张永亮　魏飞黄　付红卫　王　波　王健强

　　　　　马洪涛　赵小越　余树峰　祝培培　谭钫琪

　　　　　余桂花　徐海龙

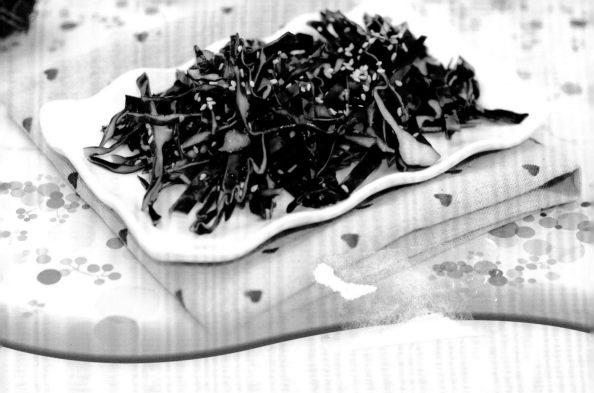

树立信心，战胜疾病

随着人们生活方式和饮食结构的改变，糖尿病的发病率也在逐年增加，而且患者的年龄日益低龄化。据调查统计，在我国 20 岁以上的人群中，男性糖尿病的患病率大约是 10.6%，女性糖尿病的患病率大约是 8.8%，而糖尿病前期的患病率高达 15.5%。目前，我国糖尿病患者已有 9200 万，还有大约 1.48 亿的人群——糖尿病前期人群，随时面临糖尿病的威胁。

作为一种具有不可逆性的慢性疾病，糖尿病不仅被称为"不死癌症"，也被称为"人类 21 世纪的健康杀手"。因为一旦罹患糖尿病，就意味着患者需要终生服药，终生接受治疗。而且在糖尿病比较严重的情况下，患者还有可能会发生诸如心血管疾病、眼病、神经病变之类的并发症。这些并发症又会进一步影响糖尿病人的健康，甚至威胁患者的生命。例如，在因糖尿病死亡的人群中，50% ~ 80% 的患者都死于心血管疾病；在糖尿病人中，大约 85% 的患者会出现视网膜病变，而该病又是使糖尿病人致盲的主要原因之一；有的糖尿病人还会出现多种神经病变，一旦并发神经病变，患者会经常感觉皮肤异常及疼痛等，给患者的身心造成痛苦；还有些罹患了糖尿病足的患者，会出现脚趾麻木、足溃疡、足坏疽等症状，既给患者的身体造成了痛苦，也给患者的生活带来了不便。

所以，许多患者在发现自己罹患了糖尿病后，精神和心理上开始背负极大的负担，对生活开始失去信心，感到悲观失望，甚至觉得生活了无生趣。然而，事实上，糖尿病并非人们想象中的那么可怕。虽然糖尿病在目前还是一种不治之症，但是只要患者能够积极坚持治疗，按时服药，严格控制好饮食，坚持适量的运动，只要能够控制好并维持血糖稳定，就能够延缓病情的发展，并能够有效防治和延缓各种并发症的发生，同样可以像正常人那样享受高质量的生活，拥有长寿的生命。

本书总共四章，第一章主要介绍糖尿病的相关基础知识，帮助读者深入认识和了解糖尿病，树立起战胜糖尿病的信心；第二章主要介绍了 99 种食材的降糖和养生功效，帮助读者深入了解各种蔬菜水果、五谷杂粮、禽蛋鱼肉及一些主要中药材的食疗作用，以及在日常生活中的食用方法；第三章和第四章主要介绍各种糖尿病的常见并发症，以及各类糖尿病人群的日常生活保健和调理方法，如饮食调理、中医按摩、药浴等。通过阅读本书，无论是糖尿病人，还是患者的家人、朋友，只要是关注健康的人，相信都能够从此书中获益。

总之，糖尿病也是一种与生活方式和生活习惯紧密相关的疾病。患者只要养成良好的生活习惯，树立起对生活的信心，以积极乐观的态度面对未来的人生，正确看待疾病，不畏惧疾病，才能够最终战胜疾病，找回健康，拥有美好而幸福的生活！

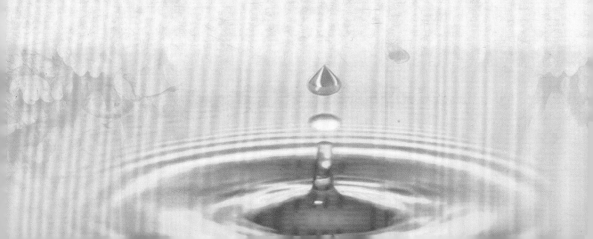

目 录
Contents

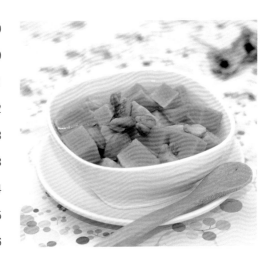

Part 2　降糖食材大集合

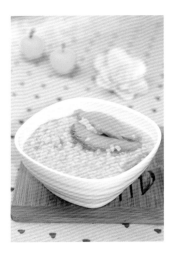
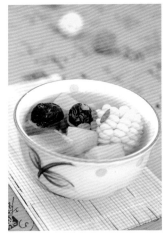
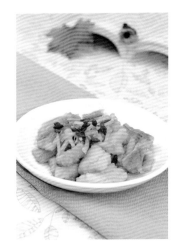

Part 3 糖尿病并发症的饮食调理

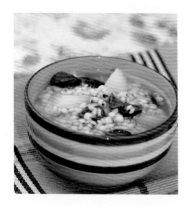

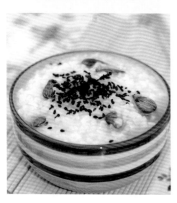

Part 4 糖尿病日常家庭护理措施

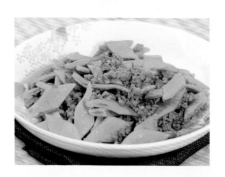

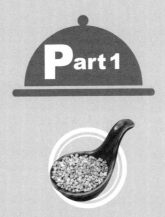

Part 1

你了解糖尿病吗

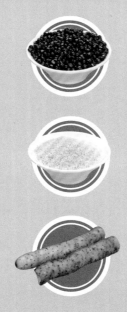

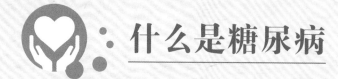

什么是糖尿病

糖尿病是由于遗传、疾病、免疫功能紊乱等原因引起人体胰岛功能减退或胰岛素抵抗，导致人体内的糖、蛋白质、脂肪、水、电解质等代谢紊乱，是一种以高血糖为特征的代谢性疾病。

我们知道，糖是人体必需的营养成分之一，是生命能量的重要来源。食物在人体中经过消化吸收，先转化成葡萄糖之类的单糖，然后进入血液，并通过血液循环被输送到人体各器官组织之中，为人体的细胞活动提供能量；在人体内没有被消耗完的糖，就转化成糖原，被存贮在肝脏和肌肉中。当人体内的食物消化完后，肝糖会继续为人体提供能量，帮助维持血糖的正常浓度。

人体血糖是由两种人体分泌的激素——胰岛素和胰高血糖素进行调节的。如果人体内的血糖浓度较低，胰岛 A 细胞就会分泌胰高血糖素，帮助提高血糖浓度；如果人体内的血糖浓度较高，胰岛 B 细胞就会分泌胰岛素，帮助降低血糖浓度。正常人的空腹血糖值在 3.9 ~ 6.0mmol/L 之间。如果空腹血糖值超过 6.0mmol/L，就是高血糖；如果空腹血糖值低于 3.9mmol/L，就是低血糖。

事实上，人体的血糖值并不是固定不变的，而是经常上下波动。例如：天气寒冷或者炎热，感冒等疾病，以及失眠、生气、焦虑、烦躁、疲劳等心理和精神因素，都有可能使血糖值升高；营养不良、饥饿等则容易使血糖值降低。但是，不管血糖值如何波动，只要在正常范围内，血糖就是正常的；反之，人体要么高血糖，要么低血糖。

如果患者的空腹血糖值 ≥ 7.0 mmol/L，或者餐后血糖值 ≥ 11.1 mmol/L，而且经过多次重复测量所得到的血糖值都差不多，那么基本上可以确诊为糖尿病。

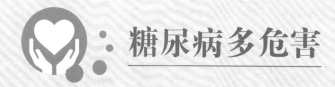

糖尿病多危害

近年来，在我国，糖尿病的发病率逐年上升。作为一种几乎无药可治，不可逆转的慢性疾病，患者只能依靠终生服药帮助稳定血糖，控制和延缓疾病的发展。除此之外，患者还可能随时罹患失明、脑卒中、高血压、肾衰竭等并发症。各种糖尿病并发症不仅给患者带来身体和精神上的痛苦，严重影响患者的生活质量，而且也是导致糖尿病患者死亡的重要原因之一，被世界卫生组织称为"21 世纪的灾难"。

例如，糖尿病患者由于体内的血糖值偏高，脂肪、蛋白质等代谢紊乱，容易引起肾小球微循环滤过压异常升高，诱发肾病。在并发症的早期阶段，患者的主要症状表现为蛋白尿、浮肿等；发展到晚期，患者可能出现肾功能衰退、尿毒症等，而这又是导致患者死亡的重要原因之一。

与正常人相比，糖尿病患者的主动脉、冠状动脉、脑动脉更容易出现硬化，小血管内皮增生，毛细血管基膜增厚，从而引起血管病变，罹患高血压、高血脂、血栓、动脉硬化等心脑血管疾病的风险比正常人更大。心脑血管疾病同样是导致糖尿病人死亡的主要原因之一。

再次，与正常人相比，糖尿病人，尤其是中老年糖尿病人，还容易罹患皮肤感染、泌尿系统感染、呼吸道感染等急性并发症。

最后，患者由于长期服降糖药，再加上饮酒、缺氧、感染等因素，患者还容易发生乳酸性酸中毒，如果治疗不及时，也容易导致患者死亡。

关注身体异常，早防糖尿病

作为一种慢性疾病，在糖尿病的早期阶段，患者通常没有明显症状，所以即使出现糖尿病也容易被忽视，从而耽误治疗。许多糖尿病人都是在出现并发症后才发现病情，增加了治疗的难度。因此，时刻警惕身体出现的异常状况，并及时进行诊治，有助于对疾病的治疗和控制。

信号1：体重突然增加，身体突然肥胖。据调查，在40岁以后患病的糖尿病人中，大约60%的人在发病时均体重超重或者肥胖。因为人体内大量的剩余脂肪容易引起胰岛素抵抗或高胰岛素血症，从而导致人体肌肉和其他的器官组织对葡萄糖的利用率降低，并逐渐发展为人体糖耐量递减，最终引起糖尿病。

信号2：身体消瘦，尿多、吃得多、总想喝水。因为糖尿病人血糖高，普遍存在"三多一少"——多尿、多饮、多食、消瘦的症状。尿多会导致体内大量糖分流失，机体由于缺乏能量，总是处于半饥饿状态，所以食量增加，总觉得吃不饱；同时，尿多还会导致体内水分大量流失，引起细胞脱水，因此患者会大量饮水；此外，患者由于体内胰岛素不足，葡萄糖不能够被充分利用，为了

补充身体能量，体内的脂肪和蛋白质会加速分解，大量消耗，所以患者往往体重减轻，变得消瘦，还会出现疲惫乏力等症状。

信号3：皮肤经常无原因瘙痒。多数糖尿病人都有皮肤瘙痒的症状，而且通常会感到皮肤瘙痒难耐。女性还容易出现外阴瘙痒和泌尿系感染。患者的皮肤还可能反复生长疖疮或者疽痈，皮肤损伤或者手术后的伤口往往不容易愈合，四肢还有可能出现慢性且很难愈合的溃疡。患者的下肢还可能出现麻木感或烧灼感。

信号4：经常打呼噜，眼皮下垂，或者双眼出现不明原因的视力减退，视物模糊，过早出现高血压、冠心病等心血管疾病，尿检中如果出现蛋白尿等，都需要警惕是否存在糖尿病。

另外，以下糖尿病的高危人群更需要定期检查血糖，加强对糖尿病的防治。

* 具有糖尿病家族史的人；

* 婴儿分娩时体重超过4千克或者肥胖；

* 身体的免疫抗体反应呈阳性的人；

* 体重超重或者肥胖的成年人；

* 曾经患妊娠糖尿病，或者妊娠时机体

葡萄糖耐量受损，以及有多囊卵巢综合征的女性；

　*血脂偏高，尤其甘油三酯高，高密度脂蛋白低的人；

　*经常暴饮暴食，或者对高脂肪、高蛋白、高热量食物过量摄入，而杂粮及蔬菜水果吃得少的人；

　*缺乏体力活动和体育锻炼的人；

　*罹患高血压、心脏病等心血管疾病的人；

　*40岁以上的人。

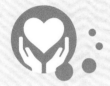

科学降糖，积极防治并发症

糖尿病并不可怕，只要患者能够重视疾病，积极治疗，按时服药，把血糖控制在正常范围内，保持血糖稳定，完全可以控制和延缓病情的发展，防治糖尿病并发症，提高生活质量，拥有和正常人同样的寿命。

首先，糖尿病人要正确认识糖尿病，在正规医院定期接受治疗和检查，避免盲目求医吃药，更不能迷信广告，总以为有什么药能治好糖尿病。事实上，至少在目前，糖尿病是无法根治的，自然也没有什么药能彻底根治糖尿病。患者只能依靠吃药控制好血糖，尽量延缓病情的发展。

其次，有的患者服药总是三天打鱼，两天晒网，想吃就吃，想不吃就不吃，或者经常忘记吃药，这也是不正确的。糖尿病人只有按时服药，才能控制好血糖；如果服药不规律，反而容易使血糖剧烈波动，甚至过早引发各种并发症，不利于对病情的控制。

第三，患者需要控制好饮食，尽量少食多餐，并且严格控制好每天摄入的饮食总热量，少吃高油脂、高热量、高糖饮食，同时要加强体育锻炼。

第四，患者要坚持定期测血糖，最好每周检查一次，不仅要检测空腹血糖，也要检测餐后血糖和睡前血糖，每三个月或者半年检查一次糖化血红蛋白和糖化血清蛋白，了解自己对血糖的控制情况，做到对病情和治疗都心中有数。

最后，患者在控制和稳定血糖的同时，要积极防治并发症。作为一种代谢障碍性疾病，患者的血液通常会处于高凝状态，很容易形成血栓，并伤及人体血管、神经、心、脑、肝、肾等器官，并引起各种并发症。所以，糖尿病患者不仅需要控制和稳定血糖，还需要积极防治各种并发症。例如，在按时服降糖药的同时，可以服用一些能够促进和改善人体血液循环及机体代谢的药，达到预防和治疗并发症的目的。当然，不管服什么药，都要严格遵守医嘱，合理用药，避免私自盲目用药，以防造成不良后果。

正确饮食助降糖

饮食直接关系高血糖稳定性，所以糖尿病人需要控制好饮食。

首先，糖尿病人的日常饮食要清淡，以低脂少油为原则。尤其是体型肥胖，血脂偏高的糖尿病人，尽量少吃或不吃油煎、油炸食品及其他脂肪含量高的食物，像肥肉、五花肉、猪皮、鸡皮、鸭皮、猪蹄等。另外，动物内脏、鱼卵、动物大脑、蛋黄等胆固醇含量高的食物也要尽量少吃或不吃，因为这类食物容易诱发高胆固醇症等心血管疾病。

烹饪中尽量使用植物油，如菜油、橄榄油等，避免用动物油、奶油、黄油及油脂含量高的高汤。

患者可以适量进食富含优质蛋白质的瘦肉、鱼虾等。不过，对于并发肾病，有蛋白尿的糖尿病人来说，要严格控制蛋白质的摄入量，因为过量摄入蛋白质会加重肾脏负担。

糖尿病人还要尽量少吃高盐食品，如各种腌菜、酱菜等，因为高盐食品容易诱发水肿症状，引起高血压等并发症。各种糖类、含糖饮料、巧克力、甜点等也要尽量少吃或不吃。

此外，糖尿病人要少吃或不吃含糖量高的水果，如香蕉、橘子、红枣、桂圆、荔枝等，因为含糖量高的水果普遍富含碳水化合物及各种糖类、淀粉，容易导致患者血糖急剧升高。患者在血糖控制稳定后，可以适量进食一些含糖量较低的水果，如苹果、西瓜等，这些水果通常富含果胶、膳食纤维等成分，能延缓人体对葡萄糖的吸收速度，并有润滑肠道，改善便秘的作用。

患者最好戒酒，因为酒精在人体中会释放大量热量，而且长期饮酒对肝脏不益，还容易引起甘油三酯升高。尤其服用磺脲类降糖药的人，饮酒后容易出现心慌、气短、面颊潮红等症状；使用胰岛素的病人饮酒后容易出现低血糖。患者也不宜多饮咖啡和浓茶。

患者可以多吃燕麦、玉米、莜麦、荞麦、红薯、小米等杂粮，这类食物有助于保护心血管，防治心血管病变。新鲜蔬菜中普遍富含多种维生素、矿物质和微量元素，有助于控制和稳定血糖，延缓餐后血糖升高。

病情监控有方法

因为糖尿病需要终生接受治疗，所以，积极监控病情，有助于及时治疗，控制和延缓病情发展，防止各种并发症，提高患者的生活质量，延长患者的生存寿命。

糖尿病人最好准备一个家庭便携式血糖

仪，能够在家里定期自测血糖。

血糖和尿糖每天至少监测一次。如果患者的病情不稳定，血糖值居高不下，合并感染，或者在更换降糖药，使用胰岛素泵等情况下，可以每天自测3～7次。

血糖监测一般分为空腹血糖监测，餐前血糖监测和餐后血糖监测。空腹血糖是指隔夜禁食 8 ～ 10 小时后，第二天早餐前测量的血糖值，它是决定人体全天血糖的主要因素，也是患者用药初期观察及评价药物疗效的重要指标。空腹血糖的正常值在 4.4 ～ 6.1mmol/L 之间，严格控制目标为 <5.6mmol/L。

餐前血糖是指主餐前测量的血糖值，测量餐前血糖有助于患者观察疗效，指导用药，并有助于检测出低血糖。

餐后血糖是指进餐后 2 小时的血糖值，从吃第一口食物时开始计算时间。餐后血糖能帮助患者检出高血糖。餐后血糖的正常值通常应该在 4.4 ～ 7.8mmol/L 之间。

注：1mmHg（毫米汞柱）=133.32Pa（帕斯卡）

患者还可以在凌晨 2 ～ 3 点自测血糖，在这个时间段，血糖值处于人体 24 小时血糖的最低点，测量这个时间段的血糖，能帮助患者发现夜间低血糖或高血糖。

糖尿病人还应该定期自测体重、血压、腰围、臀围，至少每月一次。患者的正常血压值 ≤ 130/80mmHg；患者的标准体重应该为（身高 − 105）kg，只要患者的实际体重在标准体重的 ±20% 的范围内都属于正常。

另外，糖尿病人的腰围越粗，并发心脑血管疾病的风险越大，所以，男性糖尿病人的腰围应控制在 90cm（2 尺 7）以内，女性糖尿病人的腰围应控制在 80cm（2 尺 4）以内。

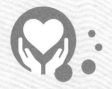 **怎样注射胰岛素**

有的糖尿病患者需要使用胰岛素进行治疗。所以，患者需要正确掌握胰岛素的注射方法。

注射胰岛素时，要将胰岛素注射到皮下组织，也就是真皮下面，肌肉上面。注射时，必须用大拇指、食指或中指捏起皮肤进行注射。

人体最适合注射胰岛素的部位是腹部、大腿外侧、手臂外侧 1/4 处和臀部。

进行腹部注射时，要在距离肚脐 3 ～ 5 厘米的两侧的一个手掌距离内进行注射，因为越往身体两侧注射，皮下层越薄，越容易扎到肌肉层。在大腿上注射时，只能从大腿前面或外侧面进行注射，因为大腿内侧分布有较多的血管和神经，不宜注射。

人体皮下组织的厚度不同，对胰岛素的

吸收速度、吸收率也不一样。臀部皮下层最厚，其次是腹部、手臂，大腿皮下层最薄。腹部吸收胰岛素的速度最快，吸收率最好，几乎能达到 100%，其次是手臂。大腿和臀部对胰岛素的吸收速度最慢，吸收率也最低。

如果患者长期在同一部位注射胰岛素，容易导致注射部位皮下脂肪增生，产生硬结和脂肪肉瘤。所以，在注射胰岛素时，要注意对注射部位进行轮换，比如不同注射部位之间的轮换和同一注射部位内的区域轮换。例如，患者可以在每天早晨注射腹部，中午注射手臂，晚上注射臀部；或者先在左侧部位注射一周的时间，再轮换到右侧部位注射一周的时间，等等。

在同一注射部位内的区域轮换，是指从上次的注射点移开约 1 手指宽的距离进行下一次注射。患者每次注射后，最好能在一幅人体图上对注射的部位、日期进行记录。尽量避免在一个月内重复使用同一注射点。

最后，患者每次注射完胰岛素后，应该在 15 分钟内吃饭。

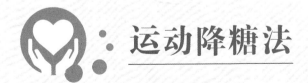

运动降糖法

据研究，糖尿病人每天坚持进行适量运动，能够增加机体组织对胰岛素的敏感性，提高人体肌肉组织对血液中的葡萄糖的利用率，有助于降低和控制血糖。

早期及轻度糖尿病患者，只要通过合理的饮食和运动，就完全可以将血糖控制在正常范围内；而病情较重的糖尿病患者，适量运动同样有助于降低血糖，改善病情。而且运动能有效改善糖尿病患者的体质，改善患者的脂肪代谢和心肺功能，增强患者战胜疾病的信心和勇气。所以，糖尿病人应该根据个人的病情、年龄、喜好，选择适当的运动方式，如散步、快走、游泳、健身操、打太极拳、骑自行车、跳舞等，都有助于糖尿病人改善症状，延缓病情的进展。

在选择运动疗法前，患者最好先到医院进行一次全面的体检，如血糖监测，检查尿常规、血压、心电图、血脂、肝肾功能等，然后根据检查结果制定合适的运动强度。一般来说，心率可以反映出人体的运动强度。合适的心率可以用一个最简单的方法来计算，那就是用 170– 减去年龄。而一般人的脉率等于心率。所以，可以通过测量脉搏来判断心率。运动强度是否合适可以通过运动后测量出来的即刻脉搏作为衡量标准。如果脉搏超标，说明运动强度过大，心脏负荷重，对人体健康不益；如果脉搏达不到指标，说明运动强度太小，运动难以达到预期效果。

糖尿病人在进行运动治疗时，运动要有规律，运动时间可以根据个人情况而定。刚开始运动时，可以选择短时间、小运动量，然后逐渐延长运动时间，增加运动量。合适的运动强度表现为：运动至轻微出汗，肌肉酸痛，但没有明显的疲劳感，而且休息后很快就能恢复体力，并且食欲和睡眠情况良好，运动后的第二天精力充沛，脉率平稳并且呈下降趋势。反之，如果运动后出大汗，感到胸闷、气喘、没有食欲，感觉很疲劳，休息后仍然不能恢复，睡眠也不好，运动后的第二天感到浑身乏力，那么说明运动过量，需要及时进行调整。

一般来说，运动宜在餐后 30 分钟 ~ 1 小时后进行，而且运动时间最好在早餐后。每次运动时间以 30 分钟为宜，不宜过长。正在进行胰岛素治疗的患者，在注射胰岛素后的 2 小时内不宜运动，而清晨还没有注射胰岛素前，由于身体内的胰岛素含量低，盲目运动容易引起酮症加重病情，也不宜运动。

糖尿病人在运动前，要先适量吃一点食物，或者在运动前，将胰岛素的应用剂量适量减少，并且随时携带一点饼干、糖果，能及时防止低血糖发生；年龄比较大，体质比较差，有并发症的糖尿病患者，可以选择强度比较小的运动，例如散步、快走等；轻度、中度及肥胖的 II 型糖尿病人，以及血糖控制良好的 I 型糖尿病人，都可以坚持适量运动进行降糖治疗。

但是，血糖控制不良，血糖波动大，病情较重，以及合并有急性感染的糖尿病患者，如并发酮症酸中毒、心衰竭、心律失常、肾衰竭的糖尿病人，则不宜选择运动治疗的形式。

另外，在糖尿病人中，大多数都是中老年人，而且几乎都有不同程度的高血压、高血脂、眼底病变等并发症，这类人士在运动时一定要量力而行，避免运动量过度。

散步

糖尿病人每餐饭后散步 30 分钟左右，能促使血液中的葡萄糖迅速进入肌肉和其他人体组织中，提高人体对葡萄糖的利用率，减轻或者消除胰岛素抵抗，增强人体对胰岛素的敏感性，只要长期坚持，就能使血糖逐渐保持正常或接近正常水平。同时，糖尿病人每天坚持散步，能促使体内脂肪代谢，有助于降血脂，控制体重，减肥，防治心血管疾病等并发症。

慢跑

糖尿病人可以选择慢跑的运动方式。因为糖尿病人体质较弱，不宜剧烈运动，所以，慢跑时的速度宜慢不宜快。刚开始时，可以先跑 50 米，然后逐渐增加到 100 米、150 米、200 米。在刚开始慢跑的过程中，患者可以尝试不同的速度和身体的感觉，寻找最适合自己的跑步速度。

游泳

游泳是一项安全的有氧运动，也有助于降血糖，防治并发症。在游泳时，因为身体需要克服水的阻力，所以会消耗较多的身体能量，既能够降血糖，又能减肥。另外，游泳对身体的四肢关节和各组织系统都有益处，能增强身体柔韧性，有助于改善糖尿病患者身体的各关节、肌肉功能，尤其适宜于膝、足、踝关节或脊背有问题的糖尿病患者。

太极拳

太极拳是一种刚柔相济的运动，既能技击防身，又能增强体质，尤其有助于 II 型糖尿病的治疗和调理。II 型糖尿病人每天练习 1 小时太极拳，连续练习 12 周后，血糖水平会得到明显改善，体内的 T 淋巴细胞会增加，免疫力会提高，能有效提高 II 型糖尿病人对葡萄糖的利用率。

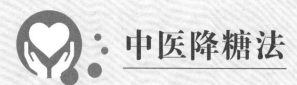

中医降糖法

中医将糖尿病称为"消渴症"，认为这种疾病与患者阴精亏损、燥热偏胜有关。所以，中医治疗糖尿病主要有五个原则：

第一个原则是严格控制患者的饮食。中医要求对糖尿病患者进行严格的饮食管理，每餐控制好饮食的总热量，保证膳食营养结构均衡，避免高盐、高油、高糖饮食，尽量少食多餐，以免引起餐后血糖急剧波动。患者可以适量进食具有降糖作用的食物，如南瓜、燕麦、薏米等，多吃富含维生素、膳食纤维的食物，如各种新鲜的绿叶蔬菜等。

第二个原则是积极调理患者的情绪。中医

认为，帮助患者保持情绪平和，心境愉快。情志舒畅，气血流通，更有利于对血糖的控制。

第三个原则是顺应四时调理养生。中医认为，天地四季的变化会直接作用并影响人的身体和健康。所以，人体保养应该顺应四时变化，例如春季防风，夏季防暑，秋季防燥，冬季防寒，达到颐养正气，邪不入体的目的；并主张患者进行自我调理。

第四个原则是用药要对症。中医提倡患者合理用药，虚则补，实则泻，但不宜滥用药物。中医通常将糖尿病人分为阴虚燥热型、气阴两虚型、阴阳两虚型。早期糖尿病人通常以阴虚燥热型为主，主要症状表现为烦渴多饮、随饮随喝、咽干舌燥、多食善饥、尿黄便秘等，针对这种情况，用药应该以清热养阴为主；糖尿病中期通常以气阴两虚型为主，主要症状表现为气短乏力、口干舌燥、多饮多尿、五心烦热、大便秘结、腰膝酸软等，用药应该以益气养阴为主；糖尿病病程较长的患者通常以阴阳两虚型为主，主要症状表现为肢冷乏力、腰膝酸软、多饮多尿或浮肿少尿等，用药应该以温阳育阴为主。

第五个原则是坚持运动。中医认为适当运动有助于防治糖尿病。患者可以根据自己的情况选择散步、打太极拳、游泳、跳舞等。中医尤其推荐糖尿病患者练习太极拳，因为太极拳具有轻松、自然、舒展、柔和的特点，是一项很适合糖尿病人的运动方式。

总之，与西医相比，中医更强调综合调理，整体治疗，中医治疗更适用于II型糖尿病患者或者伴有慢性血管神经并发症的患者。但是I型糖尿病人不宜完全使用中医进行治疗，因为I型糖尿病人体内的胰岛素极少，或者几乎没有胰岛素，必须完全依赖外源胰岛素进行治疗，如果完全采用中医治疗，中止了胰岛素治疗，很可能出现酮症酸中毒并威胁生命。

按摩降血糖

中医里的穴位按摩有助于健脾和胃、益肾固气、通经活络，能在一定程度上促使胰岛素分泌，提高人体对葡萄糖的利用率，改善人体微循环，帮助延缓和防治并发症。

①患者可以将大拇指内叩掌心，其余四指握拳，扣住拇指，放在胸前两胁处，然后双脚五足趾抓地，同时分别朝顺时针和逆时针方向各环转眼球15遍。

②患者用双手掌从外向内推拉腹部胰脏区，交替操作15遍。

③患者以神阙穴为中心，分别朝顺时针、逆时针方向按揉腹部15遍。

④患者双手握拳，伸向背后，然后用食指的掌指关节点揉背部脾俞穴、胃俞穴、三焦俞穴、肾俞穴，每穴各按揉1分钟左右。

⑤患者的两手手掌从脾俞穴开始到八髎穴，从上往下推按1遍。

⑥双手握空拳，从上往下叩击小腿外侧胃经循行部位5遍，以叩击部位酸胀为度。

⑦双手握拳，用指关节摩擦足底涌泉穴，以穴位部位透热为度。

拔罐降血糖

中医里还有拔罐疗疾法。糖尿病人利用拔罐进行治疗，有助于驱寒祛湿、通经活络、行气活血、消肿止痛，帮助患者调理阴阳、消除疲劳、提高免疫力，从而达到扶正祛邪、治愈疾病的目的。

①在阳池穴、夹脊穴处拔罐，并留罐15分钟，然后在火脊穴从上往下轻叩5遍或者走罐，直至皮肤潮红为止。可以每天或者隔天拔罐1次，每10天为1个疗程。

②在天枢穴、阳池穴、肾俞穴、三焦俞穴处拔罐，还可以根据不同症状，配合肺俞穴、脾俞穴、胃俞穴、大肠俞穴、曲池穴、关元穴、太溪穴等拔罐，并留罐15分钟。每天或者隔天1次，10天为1个疗程。

③在足三里穴、三阴交穴、太溪穴等处拔罐，并留罐 10 分钟，每天 1 次，10 天为 1 疗程。

艾灸降血糖

中医里的艾灸疗法，有助于糖尿病患者修复受损的胰岛细胞，促进胰岛素分泌，改善机体组织供氧，帮助患者双向调节血糖，并起到防治和延缓糖尿病并发症的作用。

①在肺俞穴、脾俞穴、大椎穴、神阙穴、足三里穴、关元穴等穴位处进行艾灸，每天 1 ~ 2 次，每次 20 分钟，每 10 天为 1 个疗程。

②在足三里穴、中脘穴、命门穴、脾俞穴、身柱穴、气海穴、关门穴等穴位处艾灸，每日 1 次，每 10 天为 1 个疗程。

③在气海穴、关元穴、中脘穴、足三里穴等穴位处进行艾灸，每天 1 次，每 10 天为 1 个疗程。

刮痧降血糖

中医里的刮痧疗法能促使人体皮下充血，毛细血管扩张，帮助人体排出体内毒素，疏通经络，促进血液循环和新陈代谢，从而起到消脂降糖的作用。

刮痧时，可以先从患者背部的大杼穴开始，刮到膀胱俞穴；足部可以刮太溪穴和三阴交穴。每天刮 1 次，每 10 天为 1 个疗程。

不过，患者在进行刮痧治疗时，要注意对刮痧器具进行消毒，同时要注意刮痧的力度，以防刮破皮肤，引起感染。

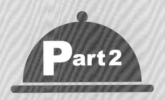

Part 2

降糖食材大集合

五谷杂粮

荞麦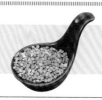
改善人体胰岛功能

❋ 性味归经
性凉，味甘，入脾经、胃经、大肠经

◎ 降糖作用
荞麦中含有锌、铬等营养成分，有助于改善胰岛功能及人体对胰岛素的利用率，提高人体对葡萄糖的耐受力，帮助维持血糖稳定。

🍴 营养价值
荞麦中主要含有球蛋白、赖氨酸、淀粉、膳食纤维、铁、锰、锌、维生素 P 等营养成分，有助于扩张人体冠状动脉，降低人体毛细血管的通透性和脆性，保护心血管，有效防治糖尿病及高脂血症、动脉硬化、血栓、冠心病、白内障等疾病。

⚖ 降糖巧搭配

荞麦+小米 荞麦与小米搭配熬粥或者做米饭，具有健脾养胃、滋阴活血、润肠消食等功效，有助于增强食欲、促进消化，帮助糖尿病人改善食欲不振、消化不良等症状，并对肥胖症、高脂血症等并发症也有辅助防治作用。

荞麦+黄豆 荞麦与黄豆搭配制作豆浆或者米糊，有助于健脾养胃，并使得荞麦和黄豆中的植物蛋白、黄酮类物质、铬、铁、锌、维生素等营养成分更容易被人体消化吸收，既能为身体补充能量，也有助于控制和稳定血糖。

荞麦+香菇 荞麦与香菇可以搭配熬粥，能够促进消化，增强人体免疫力，不仅有助于控制血糖，消减脂肪，还有防癌抗癌的作用。

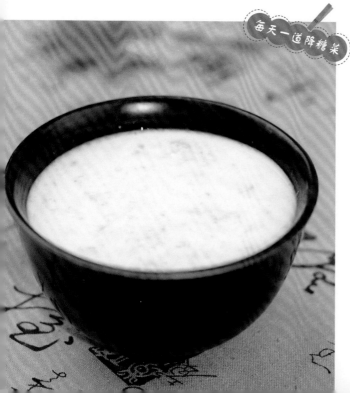

每天一道降糖菜

荞麦牛奶米糊

原料：荞麦1量杯、糙米1/2量杯，牛奶适量。

做法：
1 荞麦、糙米提前淘洗并浸泡至软。
2 把泡好的荞麦、糙米放进豆浆机，倒入适量牛奶，按下豆浆机上的"米糊"键，直到米糊做好即可。

功效：
这道米糊营养丰富，有助于降血糖、降血压，防治便秘，尤其适合老年糖尿病人食用。

食用宜忌
⊙忌与黄鱼同食，以免引起腹泻。

燕麦 增强胰岛素敏感性

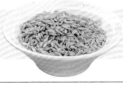

性味归经

性凉，味甘，入脾经、胃经、大肠经

降糖作用

燕麦中含有丰富的亚油酸、膳食纤维、铬、锌等营养成分，有助于增强胰岛素的敏感性，提高人体对葡萄糖的利用率，防止餐后血糖急剧上升，帮助人体控制和稳定血糖。

营养价值

燕麦中含有丰富的粗蛋白、脂肪、淀粉、磷、铁、钾、钙、铜、B族维生素、叶酸、维生素E等成分，有助于降低胆固醇，缓解人体压力，对骨质疏松、贫血、便秘、浮肿、脂肪肝等均有辅助调理作用，常食能延年益寿。

降糖巧搭配

燕麦+牛奶 燕麦可以与牛奶搭配制作奶粥、奶糊。二者均富含蛋白质、膳食纤维、维生素、矿物质及微量元素，搭配食用能提高营养价值，有助于人体对营养成分的吸收。

燕麦+山药 燕麦可以与山药搭配熬粥，也可以制作豆浆或米糊。二者均有降糖、降血脂、降血压的功效，搭配食用有助于增强人体免疫力，不仅适合糖尿病人，也适合高血压、高血脂患者食用。

燕麦+小米 燕麦可以与小米搭配熬粥，也可以制作豆浆或者米糊，具有益气养血、润肠通便、消脂降糖等功效，尤其适宜肥胖型糖尿病人及糖尿病并发高血压、冠心病患者食用。

燕麦南瓜豆浆

原料： 燕麦片1量杯，老南瓜200克，黄豆1量杯。

做法：

1 黄豆提前淘洗并浸泡至软；燕麦片略微淘洗；老南瓜洗净切丁。

2 把所有原料放进豆浆机，加适量水，启动机器，直至豆浆做好。

功效：

这道豆浆具有健脾和胃、润肠通便等功效，有助于糖尿病人控制血糖，辅助防治和调理糖尿病相关并发症。

食用宜忌

⊙燕麦有滑肠作用，腹泻慎食。

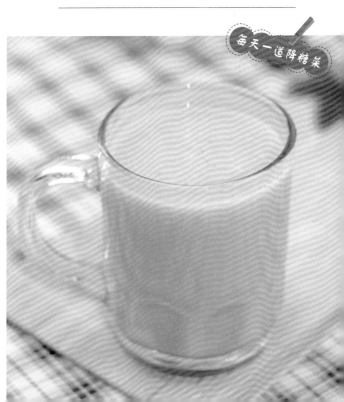

每天一道降糖菜

小麦 抑制餐后血糖上升

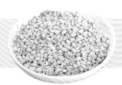

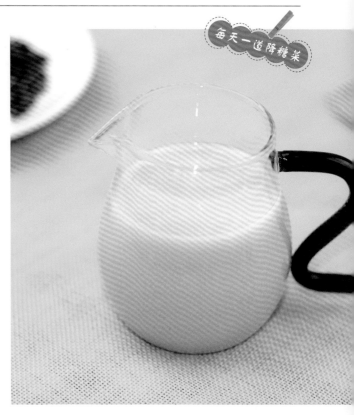

每天一道降糖菜

性味归经

性凉，味甘，入心经、脾经、肾经

降糖作用

小麦中富含蛋白质、氨基酸、膳食纤维等，能够促进血液循环、新陈代谢和胰岛素分泌，延缓胃肠对食物的消化速度，有助于控制食欲，稳定血糖，防止餐后血糖急剧升高。

营养价值

小麦中富含淀粉、不饱和脂肪酸、淀粉酶、B族维生素、维生素E、钙、磷、钾、铁等，有助于降低血液中的胆固醇和雌激素含量，辅助防治高血脂、高血压、肥胖症和乳腺疾病，对女性更年期症状有改善作用。

降糖巧搭配

小麦+玉米 小麦和玉米可以搭配制作豆浆、米糊、熬粥，有润肠通便、排毒减脂、降压降糖等功效，能提高人体对蛋白质的吸收率和利用率。

小麦+羊肉 用小麦面粉制作的馒头、窝窝头等与羊肉汤搭配食用，有助于益气祛寒，适宜气虚、畏寒、体质寒凉的人士食用。

小麦+小米 小麦和小米搭配制作豆浆、米糊、熬粥，有健脾和胃、益气养精、消脂瘦身等功效。

小麦薏米红豆浆

原料：小麦、薏米、赤小豆各1量杯。

做法：

1 小麦、薏米、赤小豆提前淘洗并浸泡至膨胀变软。

2 把小麦、薏米、赤小豆一起放进豆浆机，加适量水后启动机器，直到机器提示豆浆做好。

功效：

这道豆浆具有滋阴养肾、利尿排毒等功效，有助于改善水肿症状，尤其适宜糖尿病并发肾病水肿患者食用。

食用宜忌

⊙ 小麦不宜与萝卜搭配同食，否则会降低彼此的营养价值。

大麦 帮助改善胰岛素功能

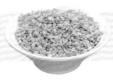

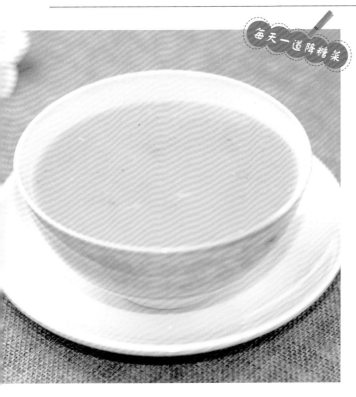

每天一道降糖菜

大麦红薯米糊

原料：大麦、糙米各1量杯，红薯100克。

做法：

1 大麦、糙米提前淘洗并用清水浸泡至软。

2 红薯削皮，洗净切丁。

3 把所有原料放进豆浆机，加入适量水，启动"米糊"键，直到机器提示米糊做好。

功效：

这道米糊具有健脾和胃、润肠通便等功效，有助于增强食欲，促进消化，改善便秘等。

食用宜忌

⊙大麦有回乳作用，能令乳汁分泌减少，孕期和哺乳期女性忌食。

性味归经

性微寒，味甘，入脾经、胃经

降糖作用

大麦富含膳食纤维，有助于控制食欲，延缓餐后血糖上升；大麦中含有钙、铁、钾、锌等成分，能增强人体免疫力，帮助恢复和改善胰岛功能。

营养价值

大麦富含淀粉、碳水化合物、蛋白质、磷、镁、铜、叶酸、维生素 B_6、维生素 B_1 等成分，有助于降低血液中的胆固醇和低密度脂蛋白含量，改善呼吸系统功能，其所含尿囊素还能促进溃疡愈合。

降糖巧搭配

大麦+烧烤肉食 大麦煎后泡水代茶，与烧烤搭配食用，有助于解油腻，促消化。

大麦+生姜+蜂蜜 大麦、生姜分别绞汁，再与蜂蜜调和食用，有清热解毒的作用，有助于改善尿黄、小便淋涩疼痛等症状。

大麦+小米+大米 大麦可以与小米、大米搭配熬粥或制作米糊，能使营养成分得到互补。

黄豆

生糖指数低，有效控制血糖

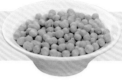

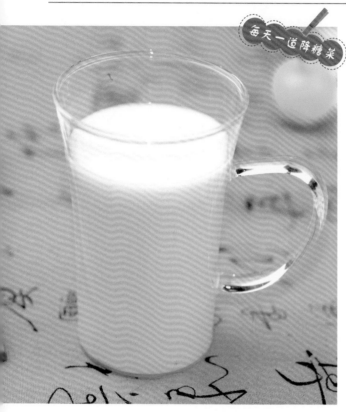

每天一道降糖菜

玉米黄豆浆

原料：嫩玉米粒、黄豆各1量杯。

做法：

1 黄豆提前淘洗并浸泡至变软；玉米粒洗净备用。

2 把所有原料放进豆浆机，加适量水，启动机器，直到机器提示豆浆做好。

功效：

这道豆浆富含膳食纤维、钙、铜、硒等营养成分，有润肠排毒的功效，有助于改善便秘。

食用宜忌

⊙黄豆不宜与虾皮、猪血搭配食用，容易引起消化不良。

性味归经

性平，味甘，入脾经、大肠经

降糖作用

黄豆中富含膳食纤维、钙、磷、铁、钾等成分，有助于调节胰岛机能，而且黄豆的升糖指数低，也有助于维持血糖稳定。

营养价值

黄豆中富含不饱和脂肪酸、大豆卵磷脂、黄酮类物质以及铜、锌、锰等成分，有助于降低胆固醇和甘油三酯，软化和保护血管，防治高血压、高血脂等心血管疾病，帮助改善肥胖、贫血、骨质疏松等症状。

降糖巧搭配

黄豆+小米 黄豆可以与小米搭配制作豆浆、米糊、熬粥，能促进人体对营养素的吸收和利用。

黄豆+猪蹄 黄豆与猪蹄搭配熬汤，具有健脾胃、补中气、润肌肤等功效，有助于防治贫血、营养不良，兼有催乳和养颜作用。

黄豆+茄子 黄豆与茄子搭配做菜，有清热降火、益气活血、消脂排毒等功效，有助于软化和保护血管，防治糖尿病并发心脑血管病变。

黑豆

调节糖代谢，修复胰岛细胞

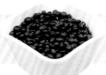

🌿 性味归经

性平，味甘，入脾经、肾经

🍲 降糖作用

黑豆中含有微量元素——铬，能帮助人体调节糖代谢，修复受损的胰岛细胞，促进胰岛素的分泌与合成；黑豆中还含有丰富的膳食纤维，有助于延缓餐后血糖上升，降低和控制血糖。

🍵 营养价值

黑豆中含有丰富的蛋白质、多种维生素、花青素等成分，能清除人体内的氧自由基，增强免疫力，抗老防衰，延年益寿，兼有养颜作用。

⚖️ 降糖巧搭配

黑豆+红枣 黑豆补肾养血，红枣补中益气，二者搭配制作豆浆、米糊、熬粥，有助于滋补肝肾、益气养血，增强人体免疫力。

黑豆+鲤鱼 黑豆鲤鱼汤有助于滋阴补肾、祛湿利水、消肿下气，尤其适宜糖尿病合并肾病患者食用；此汤还兼有补血催乳的作用。

黑豆+海带 黑豆与海带搭配做菜、煲汤，有助于清热解毒、活血利水，能防止餐后血糖上升。

黑豆米糊

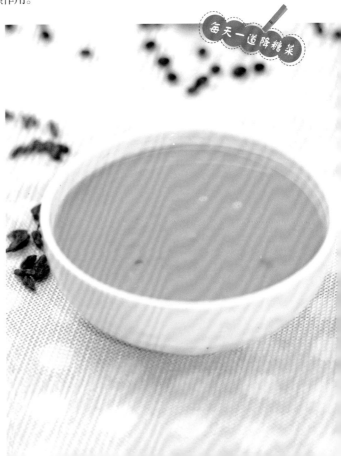

每天一道降糖菜

原料：黑豆1量杯，大米1量杯，核桃仁、枸杞子各适量。

做法：

1 黑豆淘洗后用清水浸泡至膨胀变软；大米略微淘洗。

2 把所有原料放进豆浆机，加适量水，启动"米糊"键，直至米糊做好。

功效：

这道米糊具有健脾养胃、益肾补虚的功效，对糖尿病人因肾虚引起的头晕耳鸣、疲倦乏力、视物模糊等症状具有辅助调理作用。

🍚 食用宜忌

⊙黑豆忌与柿子同食，因为柿子中的鞣酸与黑豆中的钙结合，会生成不溶性结合物，容易引起结石。

绿豆　促进胰岛素的合成与分泌

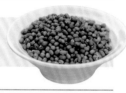

绿豆粥

原料：绿豆、大米各100克。

做法：

1 绿豆、大米淘洗后，放进粥锅，加适量水略微浸泡。

2 大火烧沸后改小火熬煮至粥熟。

功效：

这道粥具有清热解毒、健脾开胃等功效，有助于改善食欲不振、暑热烦渴等症状，尤其适宜夏季食用。

食用宜忌

⊙绿豆忌与苹果同食，会导致中毒；也不宜与西红柿同食，容易伤元气。

每天一道降糖菜

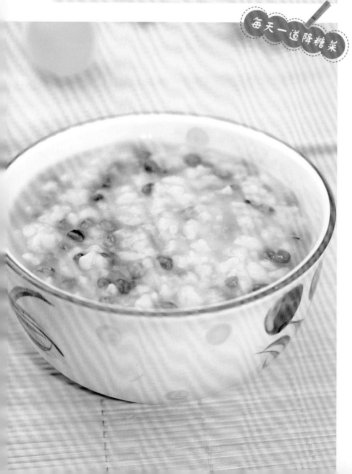

性味归经

性寒，味甘，入心经、胃经

降糖作用

绿豆中不仅富含多种维生素、膳食纤维，还含有微量元素硒和低聚糖，能参与人体糖代谢，促进胰岛素的合成与分泌，而且热量偏低，兼有解毒作用，有益于糖尿病人控制血糖。

营养价值

绿豆中富含蛋白质、碳水化合物、钙、铁、磷、钾、镁、锰、锌、铜、维生素E、B族维生素等成分，能促进肝肾排毒，并有降胆固醇和甘油三酯的作用，对高血压、动脉硬化、脑血栓、冠心病、心绞痛等有辅助调理作用。

降糖巧搭配

绿豆+南瓜　绿豆可以与南瓜搭配煲汤、熬粥或制作豆浆、米糊，有清热解毒、温胃止渴、补中益气等功效，有助于糖尿病人缓解口渴、气血不足、胃寒等症状。

绿豆+百合　绿豆可以与百合搭配煮汤、熬粥、制作豆浆，有清热解毒、健脾益胃、利水消肿、养心除烦等功效。

绿豆+燕麦　绿豆可以与燕麦搭配熬粥或制作豆浆、米糊，具有清热解毒、利水消肿、润肠通便等功效，有助于糖尿病人控制血糖。

赤小豆 利尿排毒，稳定血糖

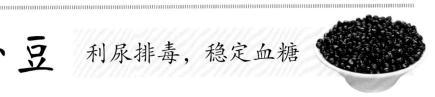

性味归经

性平，味甘、酸，入心经、小肠经

降糖作用

赤小豆具有清热解毒、祛湿利尿等功效，有助于人体排毒；赤小豆中含有丰富的膳食纤维、碳水化合物，有助于防止餐后血糖上升，稳定血糖。

营养价值

赤小豆中含有糖类、三萜皂苷、蛋白质、碳水化合物、膳食纤维、钙、磷、铁、B族维生素等成分，有助于调理肠胃，增强食欲，促进消化，对各类水肿、便秘及高脂血症、结石症等，均有辅助调理作用。

降糖巧搭配

赤小豆+鲤鱼 赤小豆鲤鱼汤具有清热利尿的功效，有助于改善脚气病、水肿、肥胖症状，尤其适宜肥胖型糖尿病人食用。

赤小豆+冬瓜 赤小豆可以与冬瓜搭配煮汤或制作豆浆、米糊，具有利尿排毒、消脂减肥的功效，有助于糖尿病人改善水肿症状。

赤小豆+糯米 赤小豆可以与糯米搭配熬粥或制作豆浆、米糊，具有滋阴健脾、利尿排毒的功效，有助于改善脾虚腹泻和水肿症状。

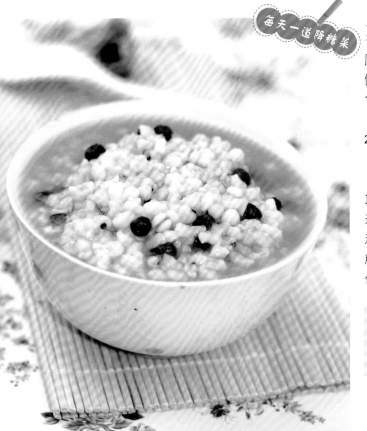

每天一道降糖菜

赤小豆薏米粥

原料：赤小豆、薏米各100克。

做法：

1 赤小豆、薏米提前淘洗并浸泡至膨胀变软。

2 把赤小豆、薏米放进粥锅，加适量水，烧沸后改小火熬煮至粥熟。

功效：

这道粥具有清热降火、祛湿利尿、润肠通便等功效，有助于改善水肿、便秘等症状，兼有美白养颜的作用。

食用宜忌

⊙赤小豆忌与羊肉同食，容易引起中毒。另外，尿多之人不宜多食。

豌豆 促进胰岛素分泌

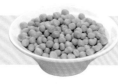

性味归经

性平，味甘，入脾经、胃经

降糖作用

豌豆中含有丰富的膳食纤维和碳水化合物，有助于控制餐后血糖急剧上升；豌豆中还含有硒、镁、碘、铜、锰等成分，有助于调理胰岛功能，提高人体对葡萄糖的吸收率和利用率。

营养价值

豌豆中含有蛋白质、叶酸、维生素 A、胡萝卜素、B 族维生素、维生素 C、维生素 E 等成分，有助于调和脾胃、防止便秘、促进人体新陈代谢，增强免疫力，防癌抗癌。

降糖巧搭配

豌豆+玉米 豌豆可以与玉米搭配熬粥、煮汤或制作豆浆、米糊，具有健脾和胃、润肠通便的功效。

豌豆+猪肉 豌豆炒猪肉、豌豆猪肉汤，均具有健脾和胃、调中益气的作用，有助于增强食欲，改善食欲不振、气血虚弱等症状。

豌豆+大米 豌豆可以和大米搭配熬粥或制作米糊，有助于健脾胃、益中气，改善糖尿病人食欲不振、消化不良、气血虚弱等症状。

豌豆猪肉汤

原料：新鲜豌豆、猪瘦肉各100克，黑木耳、胡萝卜、土豆各适量。

调料：食盐、香油、葱花各适量。

做法：

1 猪瘦肉洗净切片，用少许料酒、食盐、水淀粉略腌；豌豆洗净；木耳泡发洗净后撕成小片；胡萝卜、土豆分别削皮，洗净切丁。

2 把豌豆、胡萝卜丁、土豆丁放进汤锅，加适量清汤，烧沸后改小火煮至七八成熟。

3 放入木耳继续煮熟。

4 放入肉片煮至变色，加入食盐、香油调味，撒上葱花即可。

功效：

这道汤具有健脾和胃、补虚益气、润肠排毒的功效，有助于糖尿病人改善食欲不振、气血亏虚、便秘等症状。

食用宜忌

⊙豌豆忌与醋搭配同食，容易引起消化不良。

每天一道降糖菜

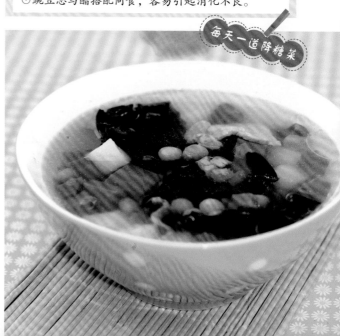

蚕豆 改善胰岛功能，促进胰岛素分泌

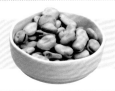

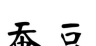 **性味归经**

性平，味甘，入脾经、胃经

降糖作用

蚕豆中富含粗纤维和碳水化合物，有助于控制餐后血糖急剧上升；蚕豆中还富含胆碱、B族维生素、钙、磷、铁、钾等成分，有助于改善胰岛细胞功能，促进胰岛分泌，降低和稳定血糖。

营养价值

蚕豆中富含蛋白质，氨基酸、钙等成分，有健脑益智等功效，有助于增强记忆力，促进人体生长发育，防治骨质疏松，兼有防癌抗癌作用；蚕豆中几乎不含胆固醇，还有助于防治心脑血管疾病。

降糖巧搭配

蚕豆+枸杞子 蚕豆可以与枸杞子搭配制作豆浆、米糊、煲汤，有助于清肝去火，辅助防治肝脏病变。

蚕豆+白菜 蚕豆炒白菜、蚕豆白菜汤等，均有清肠排毒的作用，有助于修复胰岛受损细胞，促进胰岛素分泌，常食能增强免疫力。

蚕豆+鸡蛋 蚕豆炒鸡蛋有助于增强食欲，补益中气，改善便秘、气虚等症状。

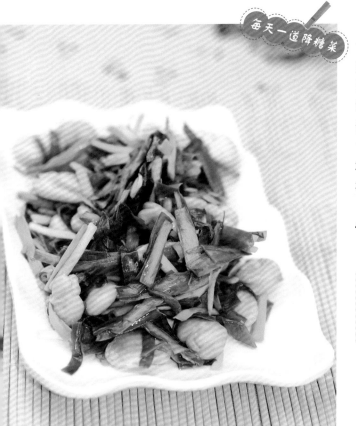

每天一道降糖菜

韭菜炒蚕豆

原料：新鲜蚕豆、韭菜各200克。

调料：干红辣椒1个，食盐、食用油、蚝油各适量。

做法：

1 蚕豆洗净后用少许盐略腌至入味。

2 韭菜洗净切段；辣椒剪小段备用。

3 炒锅烧热倒油，放入辣椒爆香，放入蚕豆翻炒至八九成熟。

4 倒入韭菜继续翻炒至熟，加入食盐、蚝油炒匀调味。

食用宜忌

⊙蚕豆忌与海螺和田螺搭配食用，容易引起腹胀和消化不良。

小米

调节血糖，防治糖尿病并发症

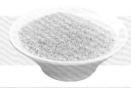

性味归经

性凉，味甘、咸，入胃经、脾经、肾经

降糖作用

小米中富含 B 族维生素、钙、镁、磷、钾等成分，有助于调节血糖，辅助防治糖尿病并发神经病症；小米中富含膳食纤维和碳水化合物，有助于延缓餐后血糖上升。

营养价值

小米富含氨基酸、类雌激素物质，具有滋阴养血的功效，有助于预防流产，帮助产妇调养身体，促进体力恢复；小米中富含铁，有助于防治缺铁性贫血；小米还有助于维持性功能，改善睡眠质量，兼有养颜的作用。

降糖巧搭配

小米+鸡蛋 小米鸡蛋粥有助于调理脾胃，改善营养不良、气血虚弱等症状，还能促进人体对蛋白质的吸收。

小米+黄豆 小米可以与黄豆搭配熬粥或制作豆浆、米糊，有助于健脾和胃，滋阴润燥，促进人体对营养素的吸收。

小米+红薯 小米可以与红薯搭配熬粥或制作豆浆、米糊，有助于清热排毒、润肠通便。

小米粥

原料：小米200克。

做法：

1 小米略微淘洗后放进粥锅。

2 加适量水，大火烧沸后改小火熬煮至粥熟即可。

功效：

这道粥具有清热降火、生津止渴的功效，有助于滋养肠胃，改善糖尿病人脾虚食少、口渴等症状。

食用宜忌

⊙ 小米忌与杏仁同食，容易引起腹胀、腹泻、呕吐。

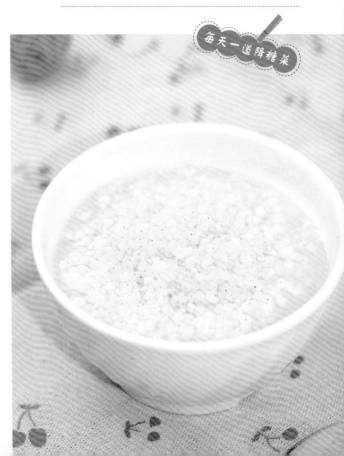

每天一道降糖菜

黑米

改善胰岛代谢功能, 防治并发症

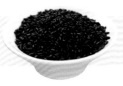

性味归经

性平，味甘，入脾经、胃经

降糖作用

黑米中富含多种维生素、膳食纤维、碳水化合物等成分，有助于改善胰岛细胞的代谢功能，延缓餐后血糖上升，具有辅助降血糖和防治并发症的作用。

营养价值

黑米中富含蛋白质、B族维生素、维生素E、钙、磷、钾、镁、铁、锌等成分，有助于清除自由基，改善缺铁性贫血，辅助防治高血压、冠心病等心血管疾病，兼有乌发养颜、延年益寿的作用。

降糖巧搭配

黑米+大米 黑米可以与大米搭配熬粥或制作米糊，有助于健脾暖胃、益气调中、滋肝明目，改善体质虚弱、头发早白等症状。

黑米+莲子 黑米可以与莲子搭配熬粥或制作米糊，具有滋阴养心、健脾补肾等功效，尤其适宜老年、妊娠及病后体虚的糖尿病人食用。

黑米+黑豆 黑米可以与黑豆搭配熬粥，也可以制作豆浆或米糊，有助于滋补肝肾、乌发明目，改善早衰、头发早白等症状。

三黑补肾粥

原料：黑米、黑豆各100克，黑芝麻粉15克，核桃仁20克。

做法：

1 黑米、黑豆淘洗后盛入粥锅，加适量水浸泡3小时以上，然后烧沸后改小火熬煮至粥八九成熟。

2 核桃仁洗净切碎后放入粥锅，继续熬煮至粥熟。

3 加入黑芝麻粉调匀即可。

功效：

此粥具有滋肝养肾、补脑益智、润肤乌发等功效，常食有助于改善由于肝肾不足引起的头发早白、头昏目眩、贫血等症状。

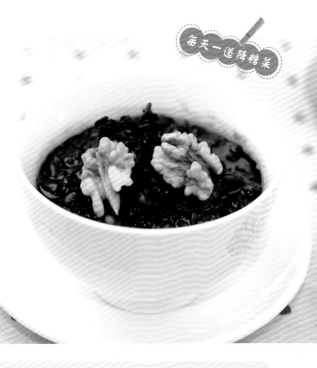

每天一道降糖菜

食用宜忌

⊙黑米不易煮烂，肠胃弱、消化功能差的人不宜多食；或者打成豆浆、米糊再食用。

糙米　增强人体糖耐量

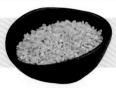

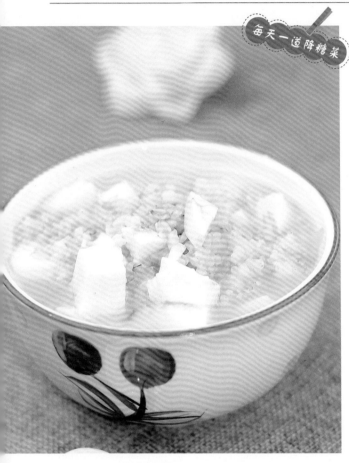

每天一道降糖菜

糙米芋头粥

原料： 糙米、大米各100克，小芋头适量。

做法：

1 芋头削皮，洗净切块。

2 糙米、大米淘洗后浸泡3小时以上。

3 把原有原料盛入粥锅，加适量水，烧沸后改小火熬煮至粥熟，加入食盐调味即可。

功效：

这道粥具有健脾和胃、滋阴润燥、润肠通便的功效，有助于控制食欲，延缓餐后血糖上升，帮助降低和稳定血糖。

✿ 性味归经

性温，味甘，入脾经、胃经

⊚ 降糖作用

糙米中富含锌、铬、锰、钒等微量元素，能提高胰岛素的敏感性，改善人体糖耐量；糙米中还富含碳水化合物和膳食纤维，有助于延缓餐后血糖上升，控制和稳定血糖。

🥄 营养价值

糙米中含有丰富的蛋白质、氨基酸、不饱和脂肪酸、维生素A、B族维生素、叶酸、维生素E等成分，能够促进血液循环和新陈代谢，防治便秘、肥胖、贫血、肠癌等疾病。

⚖ 降糖巧搭配

糙米+红薯　糙米可以与红薯搭配熬粥或制作豆浆、米糊，有清热排毒、润肠通便等功效，有助于改善便秘、肥胖等症状。

糙米+枸杞子　糙米可以与枸杞子搭配熬粥或制作米糊，具有滋阴补肾、养血明目的功效，有助于改善脾虚、视物模糊、小便不利等症状。

糙米+尖椒　吃糙米饭可用尖椒佐餐，能促进人体对维生素C的吸收。

食用宜忌

⊙糙米汤忌与牛奶同食，否则容易导致维生素A大量流失，长期食用容易引起夜盲症。

薏米 促进胰岛素分泌

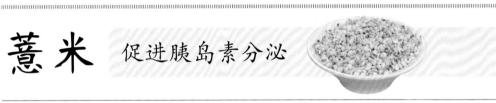

性味归经

性微寒，味甘、淡，入脾经、胃经、肺经、大肠经

降糖作用

薏米中含有薏苡多糖、膳食纤维等成分，能够增强胰岛素的敏感性，提高人体对葡萄糖的利用率，防止餐后血糖急剧上升，有助于降低和稳定血糖。

营养价值

薏米富含蛋白质、B族维生素、氨基酸、亚油酸、钾、钙、硒、镁等成分，能够促进人体血液循环和新陈代谢，增强免疫力，抑制癌细胞，辅助防治各种慢性疾病和肿瘤。

降糖巧搭配

薏米+白果 薏米白果汤具有健脾除湿、清热排脓等功效，有助于改善糖尿病人脾虚泄泻、痰喘咳嗽、小便涩痛、水肿等症状。

薏米+大米 薏米可以与大米搭配熬粥或制作米糊，有助于改善糖尿病人体虚、浮肿、脚气、食欲不振、脾虚腹泻、风湿痹痛、湿疹、风湿腰痛等症状。

薏米+莲子+百合 薏米可以与莲子、百合搭配熬粥或制作米糊，具有健脾祛湿、润肺止泻、益肤美容的功效，兼有降糖作用。

红豆杂粮粥

原料：薏米、赤小豆、大麦、糙米、燕麦米各50克。

做法：

1 薏米、赤小豆、大麦、糙米、燕麦米分别淘洗并浸泡3小时以上。

2 把所有泡好的原料盛入粥锅，加适量水，大火烧沸后改小火熬煮至粥熟。

功效：

这道粥具有清热解毒、利水除湿等功效，有助于改善水肿、肥胖、风湿等疾症，常食能增强免疫力，兼有养颜抗衰的作用。

食用宜忌

⊙薏米性寒，身体虚寒的人不宜长期食用，孕妇和经期女性慎食。另外，薏米利水作用较强，汗少、便秘的人不宜多食。

每天一道降糖菜

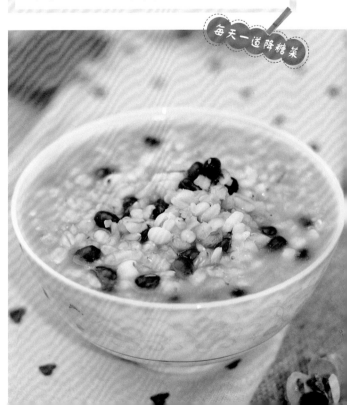

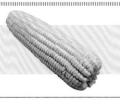

玉米 修复胰岛受损细胞

性味归经

性平，味甘、淡，入脾经、胃经

降糖作用

玉米中富含碳水化合物和膳食纤维，有助于防止餐后血糖急剧上升；玉米中还富含镁、硒、亚油酸等成分，有助于修复胰岛受损细胞，帮助降低和稳定血糖。

营养价值

玉米富含谷胱甘肽、B族维生素、维生素E等成分，有助于调节神经系统功能，促进细胞分裂，防治心血管疾病，兼有防癌抗衰作用。

降糖巧搭配

玉米+松子 玉米炒松仁具有健脾益肺等功效，有助于改善糖尿病人脾肺气虚、干咳少痰、皮肤干燥等症状。

玉米+洋葱 玉米炒洋葱具有健脾开胃、生津止渴等功效，有助于改善食欲不振、便秘等症状，常食能增强免疫力。

玉米+山药 玉米可以与山药搭配煮汤、熬粥或制作豆浆、米糊，也可以炒菜佐餐，具有健脾润肠、益气补虚等功效，有助于改善糖尿病人气血虚弱、脾胃失调等症状。

玉米炖排骨

原料：玉米棒子2根，排骨500克。
辅料：葱段、姜片、食盐各适量。
做法：
1 排骨洗净焯水；玉米棒子洗净后切小段。
2 把排骨、姜片、葱段、玉米棒子一起放进煲中，加适量水，烧沸后改小火煲1小时。
3 加入食盐调味即可。
功效：
此汤具有健脾和胃、润燥排毒等功效，有助于改善食欲不振、便秘、营养不良等症状，兼有补钙作用。

食用宜忌

⊙玉米忌与田螺同食，容易引起中毒。

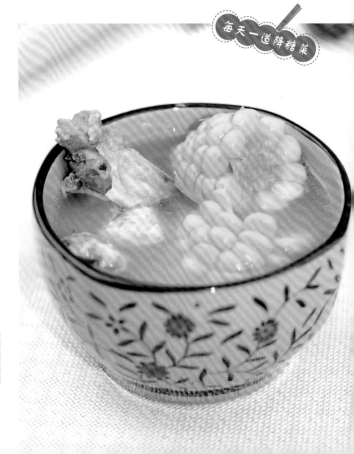

每天一道降糖菜

南瓜 维持人体糖代谢平衡

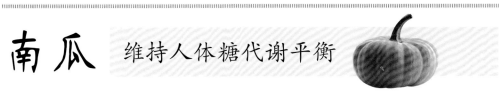

每天一道降糖菜

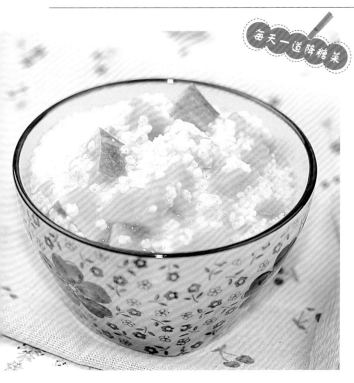

南瓜小米粥

原料：小米150克，南瓜250克。

做法：

1 南瓜洗净切块；小米略微淘洗。

2 把南瓜和小米放进粥锅中，加适量水，大火烧沸后改小火熬煮至粥熟。

功效：

此粥具有健脾和胃、益气养血、安神宁心等功效，有助于糖尿病人改善脾胃失和、食欲不振、气血虚弱、烦躁、失眠等症状。

食用宜忌

⊙ 南瓜忌与虾同食，容易诱发痢疾；南瓜忌与鲤鱼同食，容易发生中毒；南瓜也不宜与羊肉同食，容易引发黄疸、脚气。

性味归经

性温，味甘，入脾经、胃经

降糖作用

南瓜中含有丰富的钴元素，能参与人体内维生素 B_{12} 的合成，增强人体的造血功能，促进新陈代谢；南瓜中还含有铬元素，有助于调节胰岛素，维持人体的糖代谢平衡。

营养价值

南瓜中富含维生素、果胶，有助于黏结及消除人体内的细菌毒素和其他有害物质，保护胃肠道黏膜，促进溃疡愈合；南瓜还能促进胆汁分泌，帮助消化；南瓜中含有锌、甘露醇等成分，能促进人体发育，抑制癌细胞。

降糖巧搭配

南瓜+红枣 南瓜红枣汤具有补脾益气、解毒止痛等功效，有助于改善糖尿病人脾气虚弱、肠燥便秘等症状。

南瓜+猪肉 南瓜可以与猪肉搭配做菜或煲汤，具有健脾开胃、益气补中、降血糖等作用。

南瓜+牛肉 南瓜可以与牛肉搭配做菜、煲汤，有助于糖尿病人改善营养不良、食欲不振、气血亏虚等症状。

山药

生糖指数低，促进胰岛素分泌

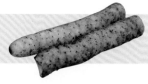

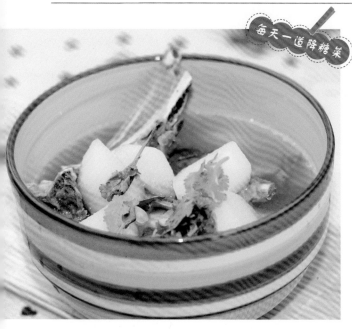

每天一道降糖菜

性味归经

性平，味甘，入脾经、肺经、肾经

降糖作用

山药不仅升糖指数低，而且富含黏液蛋白、膳食纤维、碳水化合物、硒等成分，有助于防止餐后血糖急剧上升；并能促进人体胰岛素分泌，帮助降低和稳定血糖。

营养价值

山药中含有丰富的蛋白质、淀粉、钙、钾、铁、维生素C等成分，不含脂肪，有助于改善脾胃虚弱、食欲不振、身体疲倦、腹泻等症状，防治心血管疾病。

山药羊排汤

原料：羊排、山药各300克。

辅料：红枣、枸杞子、姜片、葱段、料酒、食盐各适量。

做法：

1 羊排洗净后焯水；山药削皮，洗净切块。

2 红枣、枸杞子略微清洗备用。

3 把羊排、山药、红枣、姜片、葱段一起放进锅中，加入料酒，倒入适量水，大火烧沸后改小火煲60分钟。

4 放入枸杞子继续煲10分钟，加入食盐调味即可。

功效：

此汤具有滋肝补肾、益气活血、祛寒除湿等功效，有助于糖尿病人改善肝肾不足、气血亏虚等症状，尤其适宜冬季食用。

食用宜忌

⊙山药忌与鹿肉同食，容易引起便秘。另外，痰湿和湿热体质的人不宜多食。

降糖巧搭配

山药+鸭肉 山药可以与鸭肉搭配煲汤，有助于降低胆固醇，防治高脂血症、高胆固醇症及其他心血管疾病。

山药+莲子 山药可以与莲子搭配熬粥或煲汤，有助于糖尿病人改善脾胃失调、肝肾亏虚、失眠健忘、烦躁、心神不宁等症状。

山药+玉米 山药可以与玉米搭配煲汤、熬粥或制作豆浆、米糊，具有健脾胃、益肝肾、补气血、润肠排毒等功效。

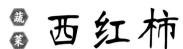 **西红柿** 提高人体
对葡萄糖的利用率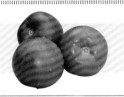

蔬菜

性味归经
性微寒，味甘、酸，入肝经、肺经、胃经

降糖作用
西红柿中含有丰富的维生素、胡萝卜素、番茄红素、膳食纤维等成分，能促进人体糖代谢，增强胰岛细胞的敏感性，再加上它的含糖量和热量都比较低，有助于糖尿病人控制血糖。

营养价值
西红柿中含有多种维生素及钾、钙、磷、铁、锰等成分，有助于降低胆固醇和甘油三酯，保护心血管；西红柿中的番茄红素有助于清除自由基、抑制癌细胞；西红柿还能促进胃液对蛋白质和脂肪的消化，减少牙龈出血或皮下出血症状。

降糖巧搭配

西红柿+土豆 西红柿可以和土豆一起炖、炒或做汤，有助于糖尿病人调理血糖，增强食欲，提高细胞活性，抗老防衰。

西红柿+芹菜 西红柿可以和芹菜一起炒或榨汁，具有健胃消食、降血脂、降血压等功效，对糖尿病并发症具有辅助防治和调理作用。

西红柿炖牛肉

原料：牛肉500克，西红柿200克。
辅料：食用油、葱花、八角、料酒、生抽、食盐各适量。

做法：
1 牛肉洗净切块，西红柿洗净后去蒂、切块。
2 炒锅烧热倒油，放入葱花爆香，再倒入牛肉翻炒2分钟，加入八角、生抽、料酒、盐和适量水，烧开后滤除浮沫，改小火炖60分钟。
3 放入西红柿，继续炖熟即可。

功效：
这道菜具有健脾开胃、强身健体的功效，有助于糖尿病人改善脾胃失调、食欲不振、营养不良、气血虚弱等症状。

食用宜忌
⊙ 西红柿不宜与黄瓜同食，会影响人体对维生素C的吸收；也不宜与虾、螃蟹同食，容易引起中毒。

每天一道降糖菜

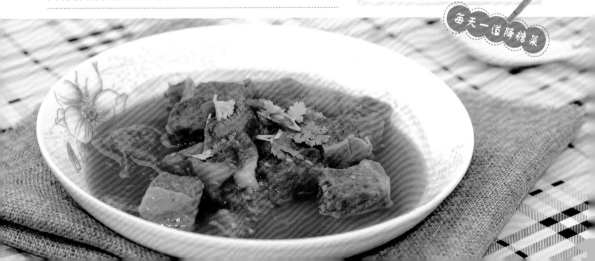

丝瓜  增强胰岛细胞活性

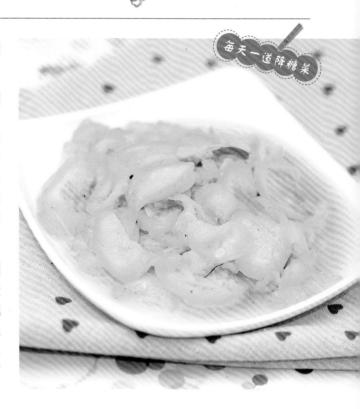

每天一道降糖菜

性味归经

性凉，味甘，入胃经、肝经

降糖作用

丝瓜中含有木聚糖和膳食纤维，在人体中能大量吸收水分，增加消化道中食物的黏稠度，延缓食物的消化速度；丝瓜中还含有微量元素锰、锌，能增强胰岛细胞活性，促进胰岛素的合成与分泌，帮助控制和稳定血糖。

营养价值

丝瓜中含有皂苷、黏液质、蛋白质、B族维生素、维生素C等成分，具有清热解毒、利尿凉血、止咳化痰等功效，能有效防治肥胖、高血脂、高血压及肝脏病变，兼有润肤养颜的作用。

降糖巧搭配

丝瓜+鸡蛋 丝瓜炒鸡蛋有助于增强食欲、促进消化，帮助糖尿病人改善食欲不振、口渴烦躁、便秘等症状。

丝瓜+虾 丝瓜可与虾仁一同炒食、蒸食或做汤，有助于润肺补肾，改善食欲不振、肺燥肾虚、腰膝酸软等症状。

丝瓜+毛豆 丝瓜可与毛豆一同炒食，具有清热降火、润肺祛痰、润肠通便等功效，有助于糖尿病人控制血糖，改善便秘、口臭等症状。

清炒丝瓜

原料：丝瓜500克，红椒1个。

辅料：食用油、食盐、味精、姜丝、蒜片各适量。

做法：

1 丝瓜削皮，洗净切片；红椒洗净切丝。

2 炒锅烧热倒油，放入姜丝、蒜片爆香，倒入丝瓜、红椒翻炒至熟。

3 加入食盐、味精调味即可。

功效：

这道菜具有健脾开胃、润肠通便等功效，有助于降血糖，兼有祛斑美容的作用。

食用宜忌

⊙丝瓜忌与白萝卜搭配同食，容易伤及元气。

冬瓜 不含糖，有效控制血糖

性味归经

性凉，味甘、淡，入肺经、大肠经、膀胱经

降糖作用

冬瓜中含有膳食纤维，有助于防止餐后血糖急剧上升；冬瓜中几乎不含糖类，也不含胆固醇，有助于糖尿病人控制和稳定血糖，防治高血脂等并发症。

营养价值

冬瓜中富含B族维生素、维生素C、钾、钙、铁、镁、葫芦巴碱、丙醇二酸等成分，能有效抑制人体内的糖类转化成脂肪，改善肥胖、水肿、高血压、高血脂等症状，并有助于防治肾脏病变。

降糖巧搭配

冬瓜+口蘑 冬瓜可以与口蘑搭配烧菜、炒或者做汤，有助于糖尿病人稳定血糖，改善便秘、水肿、肥胖、高血压等症状。

冬瓜+赤小豆 冬瓜可以与赤小豆搭配熬粥、做汤或制作豆浆，有助于缓解全身水肿、肥胖、高血压、高血糖等症状。

冬瓜+鸡肉 冬瓜可以与鸡肉搭配做炖菜或者做汤，有助于增强食欲、通利小便，帮助糖尿病人改善水肿、食欲不振等症状。

冬瓜茶

原料：冬瓜籽30克，麦冬10克，黄连5克。

做法：

1 冬瓜籽、麦冬、黄连略微清洗。

2 把所有原料放进锅中，加适量水，煎煮30分钟即可。

功效：

这道茶具有滋阴补虚、生津止渴、清热降糖的功效，有助于改善糖尿病人饮水不止、小便频繁等症状。

食用宜忌

⊙冬瓜性凉，脾胃虚寒，体虚怕冷的人不宜多食。

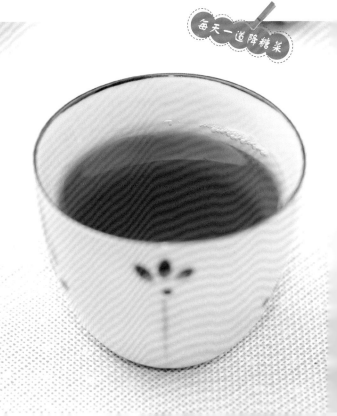

每天一道降糖菜

苦瓜 修复和改善胰岛细胞功能

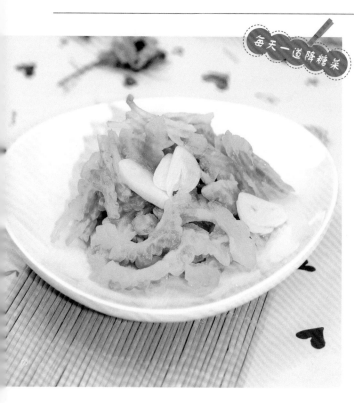

每天一道降糖菜

凉拌苦瓜

原料：苦瓜300克。

辅料：姜丝、花椒油、食盐、蒜片、味精各适量。

做法：

1 苦瓜洗净后剖开，去籽粒，切片，然后姜丝一起，用食盐和匀并腌20分钟。

2 苦瓜腌好后，沥去盐水，放入花椒油、蒜片、味精拌匀即可。

功效：

这道菜具有清热解毒、凉血明目、降压降糖的功效，有助于防治高血压、高血脂、眼底病变等糖尿病并发症。

食用宜忌

⊙苦瓜性凉，孕妇及脾胃虚寒的人不宜多食。

性味归经

性寒，味苦，入心经、肝经、脾经、肺经

降糖作用

苦瓜中含有苦瓜苷、苦瓜素、萜类、植物甾醇等成分，有助于修复和改善胰岛 β 细胞功能，促进胰岛素分泌，提高人体对葡萄糖的利用率。

营养价值

苦瓜中富含维生素C、蛋白质、奎宁、胡萝卜素、钙、磷、铁等成分，具有健脾和胃、清热抗炎、利尿活血等功效，有助于增强免疫力，抑制癌细胞。

降糖巧搭配

苦瓜+洋葱 苦瓜可以与洋葱搭配炒食或者凉拌，常食能增强免疫力，帮助糖尿病人控制血糖，辅助防治高血压等并发症。

苦瓜+茄子 苦瓜炒茄子有助于改善高血压、高血糖等症状，帮助糖尿病人防治和调理心血管病变。

苦瓜+青椒 苦瓜炒青椒具有清热健脾、通便排毒等功效，有助于控制血糖，改善便秘，兼有抗衰防老的作用。

黄瓜 热量低，水分高，有效降血糖

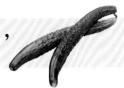

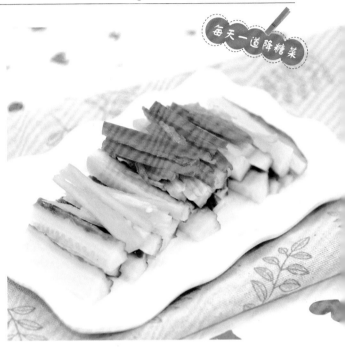

每天一道降糖菜

性味归经

性凉，味甘、甜，入脾经、胃经、大肠经

降糖作用

黄瓜中虽含有葡萄糖甙和果糖，但不参与人体内的糖代谢，再加上它热量低，水分含量高，有良好的降血糖作用。

营养价值

黄瓜中含有多种维生素、葫芦素C、丙醇二酸、多种氨基酸等，有助于改善大脑和神经功能，养护肝肾等内脏器官，对肥胖、酒精中毒，以及高血压、高血脂等心脑血管疾病，均有辅助调理作用。

降糖巧搭配

黄瓜+紫菜 黄瓜紫菜汤具有清热解毒、滋肝补肾的功效，有助于改善肾虚烦热，尤其适宜女性更年期糖尿病人食用。

黄瓜+鸡蛋 黄瓜可以与鸡蛋炒或者做汤，有助于改善糖尿病人便秘、烦渴、阴虚及营养不良症状。

黄瓜+蒲公英+大米 蒲公英黄瓜大米粥具有清热祛火、利尿排毒、抗炎消肿等功效，有助于糖尿病人改善咽喉肿痛、风热眼疾、小便短赤、水肿等症状。

凉拌瓜条

原料：黄瓜300克。

辅料：青红椒丝、酱油、食盐、醋、蒜末、香油、味精各适量。

做法：

1 黄瓜洗净切条，用盐拌匀后腌10分钟。

2 把黄瓜腌出的水倒掉，放入青红椒丝、蒜末，再加上醋、酱油、香油、味精拌匀即可。

功效：

这道菜有健脾开胃、清热祛暑、利尿排毒、润肠通便等功效，有助于改善烦渴、食欲不振、便秘等症状。

食用宜忌

⊙黄瓜中含有一种维生素C破坏酶，忌与富含维生素C的蔬菜水果搭配食用，会影响人体对维生素C的吸收。

洋葱　提高人体对葡萄糖的利用率

❀ 性味归经

性温，味甘、辛，入肝经、脾经、肺经、胃经

◎ 降糖作用

洋葱富含维生素C、钾、硒、锌、叶酸、膳食纤维等成分，能刺激胰岛素的合成与释放，提高人体对葡萄糖的利用率。

营养价值

洋葱中富含硒、槲皮素，有助于抑制癌细胞；洋葱中含有前列腺素A，有助于扩张血管，降低血黏度，防治血栓、高血压、动脉硬化等心血管疾病；洋葱还有助于改善糖尿病人食欲不振、消化不良等症状；常食还有助于预防感冒。

⚖ 降糖巧搭配

洋葱+鸡蛋　洋葱炒鸡蛋具有健脾开胃、益气活血等功效，并能促进人体对维生素C和维生素E的吸收。

洋葱+苦瓜　洋葱可以与苦瓜一起炒或者凉拌，有助于改善糖尿病人便秘、高血压、高血脂等症状。

洋葱+牛肉　洋葱炒牛肉有助于改善糖尿病人食欲不振、便秘、气血虚、营养不良等症状。

洋葱苹果胡萝卜汁

原料：洋葱、苹果各1个，胡萝卜1根。

做法：

1 洋葱洗净切块；苹果削皮，去核，切块；胡萝卜削皮，洗净切块。

2 把所有原料放进榨汁机，加适量凉开水榨汁。

功效：

这道果蔬汁有助于改善血压偏高、便秘、食欲不振等症状，尤其适宜便秘、肥胖的糖尿病人食用。

食用宜忌

⊙ 洋葱忌与虾搭配食用，二者在人体内容易形成草酸钙并产生结石；另外，洋葱与不宜与蜂蜜搭配食用，容易损伤眼视力。

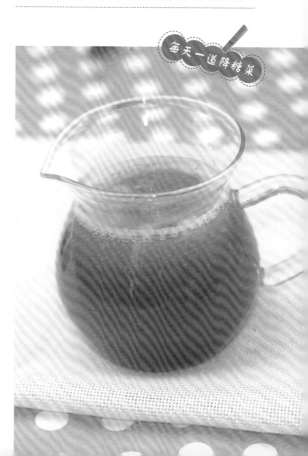

每天一道降糖菜

西葫芦 低糖、低脂、低热量

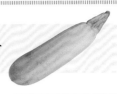

❀ 性味归经

性温，味甘，入脾经、胃经

❀ 降糖作用

西葫芦中含有丰富的维生素 C，能够促进胰岛素分泌，提高人体对葡萄糖的利用率，再加上它的热量、脂肪和糖含量均较低，有助于糖尿病人调节血糖。

❀ 营养价值

西葫芦中富含多种维生素、胡萝卜素、膳食纤维、钙、磷、铁等成分，能够促进人体血液循环和新陈代谢，并刺激机体产生干扰素，增强免疫力，对白内障、高血压、高血脂等并发症具有辅助防治作用。

❀ 降糖巧搭配

西葫芦+豆腐 西葫芦可以与豆腐搭配炒或者做汤，有助于改善糖尿病人食欲不振、便秘、缺钙、骨质疏松等症状，兼有瘦身美容的效果。

西葫芦+虾仁 西葫芦炒虾仁具有滋阴补虚、益气养血的功效，能够促进胰岛素分泌，增强免疫力，尤其适宜妊娠糖尿病人食用。

西葫芦+西红柿 西葫芦可以和西红柿一同烩、炒或做汤，有助于糖尿病人改善水肿、高血压、高血脂等症状，辅助防治肾脏病变。

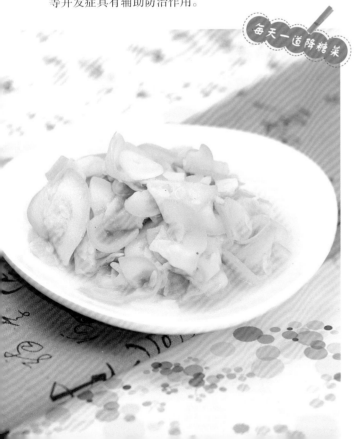

每天一道降糖菜

清炒西葫芦

原料：西葫芦 400 克。

辅料：食盐、食用油、蒜末、味精各适量。

做法：

1 西葫芦洗净切片。

2 炒锅烧热倒油，放入蒜末爆香，倒入西葫芦炒熟。

3 加入食盐、味精炒匀调味即可。

功效：

这道菜有助于糖尿病人改善脾胃失和、便秘、肥胖等症状，尤其适宜肥胖型糖尿病人食用。

食用宜忌

⊙西葫芦不宜与芦笋搭配食用，会降低彼此的营养价值。

莴笋　激活胰岛细胞功能

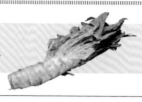

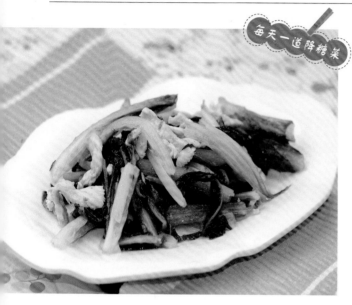

每天一道降糖菜

莴笋叶炒肉

原料：莴笋叶300克，鸡胸肉200克。

辅料：食用油、食盐、蒜末、花椒、味精、水淀粉、料酒各适量。

做法：

1 鸡胸肉洗净切丝，用食盐、水淀粉、料酒拌匀后略腌；莴笋叶洗净切小段。

2 炒锅倒油烧热，放入蒜末、花椒爆香，倒入鸡肉炒至变色后盛出。

3 锅中留余油，倒入莴笋叶略微翻炒，再倒入鸡肉继续炒熟，加入食盐、味精调味即可。

功效：

这道菜具有健脾开胃、利尿排毒等功效，有助于糖尿病人改善食欲不振、便秘、高血压、高血脂等症状。

食用宜忌

⊙莴笋忌与蜂蜜同食，容易引起腹泻。另外，湿疹、慢性支气管炎和夜盲症患者不宜多食。

性味归经

性凉，味甘，入大肠经、胃经

降糖作用

莴笋中含有丰富的碳水化合物、膳食纤维，有助于延缓餐后血糖急剧上升；另外，莴笋含B族维生素等成分，有助于激活人体胰岛细胞功能，提高人体对葡萄糖的利用率，而且它的热量和含糖量均较低，有助于控制血糖。

营养价值

莴笋中富含钙、磷、铁、铜、镁、锰、锌、硒、胡萝卜素等成分，能够增强食欲，促进排尿，帮助调节神经系统功能，对高血压、水肿、心脏病、风湿、痛风、缺铁性贫血等均有辅助调理作用。

降糖巧搭配

莴笋+蒜苗　莴笋炒蒜苗有助于糖尿病人改善气血瘀滞、肠燥便秘、血压偏高等症状。

莴笋+四季豆　莴笋炒四季豆具有清热润燥、降压排毒、降糖补钙等功效，有助于糖尿病人改善便秘、骨质疏松等症状。

莴笋+黑木耳　莴笋炒黑木耳有助于消脂降压，对高血压等糖尿病并发症有辅助调理作用。

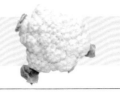

菜花 维持人体糖代谢平衡

小炒菜花

原料：菜花300克，胡萝卜半根，黑木耳适量。

辅料：食用油、食盐、生抽、水淀粉、高汤各适量。

做法：

1 菜花洗净后切小朵，余烫断生；胡萝卜削皮，洗净切块，余烫断生；黑木耳泡发后洗净。

2 炒锅烧热倒油，放入菜花、胡萝卜、黑木耳翻炒1分钟，淋入高汤改中小火焖煮至熟。

3 加入生抽、食盐调味，水淀粉勾芡即可。

功效：

这道菜有助于糖尿病人缓解脾胃失和、肠燥便秘、血压偏高等症状，兼有减肥作用。

食用宜忌

⊙ 菜花不宜与黄瓜、笋瓜同食，会降低彼此的营养价值，影响人体对维生素C的吸收。

每天一道降糖菜

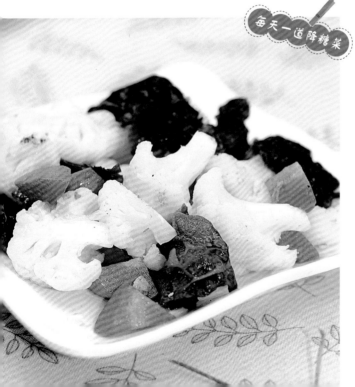

性味归经

性平，味甘，入脾经、胃经、肾经

降糖作用

菜花中含有维生素C、微量元素铬，有助于修复胰岛细胞，促进胰岛素分泌，维持糖代谢平衡，有良好的降血糖作用。

营养价值

菜花中含有丰富的维生素C、胡萝卜素、类黄酮、维生素K、钾、磷、铁、钙等成分，有助于降低人体内的雌激素水平，辅助防治乳腺癌、胃癌等肿瘤病变；并对高血压、高血脂、动脉硬化等心血管疾病有辅助调理作用。

降糖巧搭配

菜花+牛肉 菜花可以与牛肉一起炒或者做汤，具有健脾和胃、益气活血、清肠排毒等功效，并能促进人体对维生素B_{12}的吸收。

菜花+猪肉 菜花炒猪肉具有健脾和胃、益气活血、强筋健骨等功效，有助于糖尿病人改善骨质疏松、营养不良等症状。

菜花+西红柿 菜花炒西红柿有助于糖尿病人改善脾胃失和、缺乏食欲、肠燥便秘等症状。

西蓝花 增强胰岛素敏感性

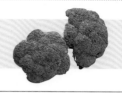

性味归经

性平，味甘，入脾经、肾经、胃经

降糖作用

西蓝花中含有维生素C、镁、锌、锰等成分，能够促进胰岛素分泌，增强胰岛素的敏感性；西蓝花中还富含膳食纤维，能够减少肠胃对葡萄糖的吸收，有助于延缓餐后血糖急剧上升。

营养价值

西蓝花中含有丰富的抗坏血酸，能增强肝脏的解毒能力，防治肝脏病变；西蓝花中富含黄酮类物质，对高血压、心脏病等具有辅助防治作用；西蓝花中还含有萝卜硫素，能清除和分解血液中多余的胆固醇，有防癌抗癌作用。

降糖巧搭配

西蓝花+香菇 西蓝花炒香菇，有助于糖尿病人增强食欲，提高免疫力，抑制癌细胞。

西蓝花+虾仁 西蓝花炒虾仁有助于糖尿病人改善气血不足、肾虚、骨质疏松等症状。

西蓝花+大蒜 炒西蓝花时适量加点大蒜，有助于调和脾胃，增强免疫力，兼有防癌抗癌的作用。

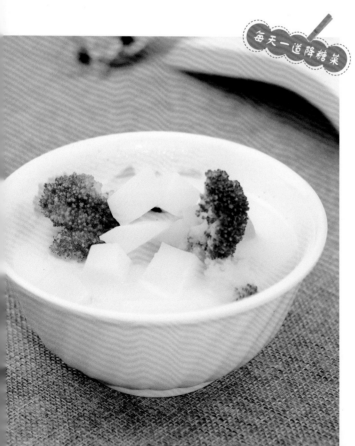

每天一道降糖菜 西蓝花浓汤

原料：西蓝花、土豆各150克。

辅料：乳酪、食盐、胡椒粉、豆蔻粉各适量。

做法：

1 西蓝花洗净切小朵，土豆削皮，洗净切小块。

2 汤锅中倒入适量清水，放入土豆煮至八九成熟，再放入西蓝花继续煮熟。

3 放入乳酪拌匀，再加入食盐、胡椒粉、豆蔻粉和匀即可。

功效：

此汤具有健脾益胃，滋阴补虚等功效，有助于糖尿病人改善肠燥便秘、营养不良症状。

食用宜忌

⊙西蓝花忌与牛奶同食，会降低彼此的营养价值，并影响人体对钙的吸收。

芹菜 促进糖类转化，抑制血糖上升

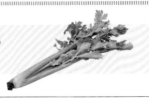

性味归经

性凉，味甘，入肺经、胃经、肝经

降糖作用

芹菜中含有丰富的维生素、矿物元素、黄酮类物质、膳食纤维等，能够改善人体微循环，促进糖类转化，能延缓食物在人体胃肠道中的消化速度，有降血糖的作用。

营养价值

芹菜中含有丰富的维生素A、B族维生素、维生素C、维生素P、钙、铁、磷、芹菜苷等成分，能促进胃液分泌，增强食欲，防治便秘；并有助于降血脂、降血压，辅助防治动脉硬化、神经衰弱、月经失调、痛风、贫血等疾病。

降糖巧搭配

芹菜+牛肉 芹菜炒牛肉具有健脾胃、益气血等功效，有助于糖尿病人防治便秘及心血管病变。

芹菜+豆腐 芹菜可以与豆腐搭配烧、拌、炒，有助于改善糖尿病人缺钙、骨质疏松、便秘等症状。

芹菜+核桃 芹菜可以与核桃搭配炝炒、凉拌等，有助于润发、明目、养血，提高免疫力。

杂蔬粥

原料：大米100克，芹菜、菠菜各200克。

做法：

1 大米淘洗后浸泡30分钟。

2 芹菜、菠菜洗净后切段。

3 把大米放进粥锅，加适量水，烧沸后改小火熬30分钟。

4 放入芹菜、菠菜继续煮至粥熟即可。

功效：

这道粥具有滋阴养血、润燥排毒等功效，能帮助糖尿病人改善便秘、小便不利等症状。

食用宜忌

⊙血压偏低的人不宜多食芹菜。

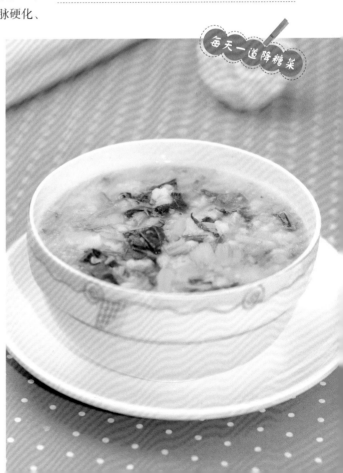

每天一道降糖菜

大白菜
清热解毒，维持血糖平衡

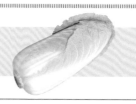

白菜豆芽汁

原料：大白菜、豆芽菜各200克。

做法：

1 大白菜、豆芽菜择洗干净。

2 把所有原料放进榨汁机，加适量凉开水榨汁。

功效：

这道蔬菜汁具有清热解毒、降糖降压、消脂瘦身等功效，有助于糖尿病人缓解外感温热邪毒引起的头痛、发热、口干、鼻塞等症状。

食用宜忌

⊙ 大白菜不宜与熏兔肉搭配同食，容易引起腹泻、呕吐。气寒胃寒、腹泻的人也不宜多食。

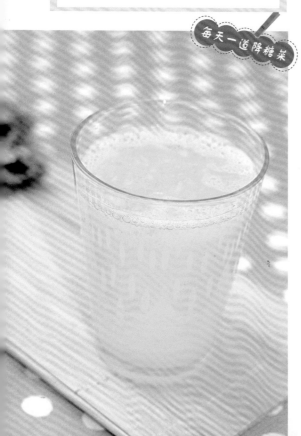

每天一道降糖菜

性味归经

性平、微寒，味甘，入肠经、胃经

降糖作用

大白菜中富含维生素 C，能参与人体内的糖代谢，并与其他营养成分共同作用，帮助人体维持血糖平衡；另外，大白菜热量低，水分多，富含粗纤维，有助于控制餐后血糖上升，维持血糖稳定。

营养价值

大白菜中含有钙、磷、铁、锌、胡萝卜素、B 族维生素等成分，能够促进血液循环和新陈代谢，降低胆固醇含量，增强血管弹性，辅助防治动脉硬化等心血管疾病；大白菜中含有微量元素钼和一种名叫"吲哚-3-甲醇"的活性成分，能抑制人体对亚硝酸胺的吸收，有防癌抗癌的作用。

降糖巧搭配

大白菜+猪肝 大白菜可以与猪肝一起炒或者做汤，具有清热排毒、益气补血的功效，有助于糖尿病人防治便秘、贫血。

大白菜+虾仁 大白菜可以与虾仁搭配炒或者做汤，具有清热、滋阴、补肾、润燥的功效，有助于防治牙龈出血。

大白菜+蚕豆 大白菜炒蚕豆有助于糖尿病人改善便秘、脾胃失调、肥胖、高血压、高血脂等症状。

菠菜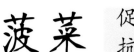

促进胰岛素分泌，抗糖尿

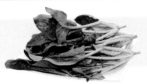

🌸性味归经

性凉，味甘，入大肠经、胃经

🐚降糖作用

菠菜中含有微量元素铬，能够促进胰岛素分泌，并有抗糖尿的作用；菠菜中还富含维生素C、膳食纤维，有助于维持血糖稳定，延缓餐后血糖上升。

🐛营养价值

菠菜中富含胡萝卜素、B族维生素、维生素E、钙、磷、铁等成分，有助于防治便秘、贫血、中风、夜盲症等，还能抑制皮肤黑色素，有养颜防衰的作用。

⚖️降糖巧搭配

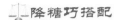

菠菜+猪肝　菠菜猪肝汤具有健脾和胃、养肝生血等功效，有助于糖尿病人改善脾胃失和、食欲不振、贫血等症状。

菠菜+海带　菠菜可以与海带搭配做汤或者凉拌，有清肠排毒的功效，有助于糖尿病人防治结石病变。

菠菜+粉丝　菠菜可以与粉丝搭配做汤、凉拌或者炒食，具有健脾开胃、清热润肠、消脂瘦身、降压降糖的功效。

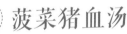

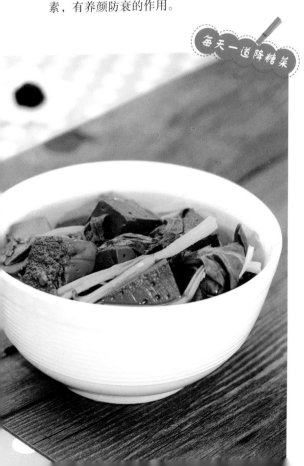

菠菜猪血汤

原料：菠菜、猪血各200克。
辅料：食盐、味精、香油各适量。
做法：
1 菠菜洗净后切段；猪血略微清洗切块。
2 把猪血放进汤锅中，加适量水，烧沸后滤除浮沫，改中小火煮5分钟。
3 放入菠菜继续煮沸，加入食盐、味精、香油调味即可。

功效：
这道汤具有健脾开胃、平肝补血、清肺排毒的功效，有助于改善糖尿病人便秘、痔疮、贫血、肺燥咳嗽等症状。

食用宜忌

⊙菠菜忌与豆腐同食，不利于人体对钙的吸收，并容易引起结石。

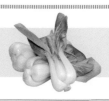

小油菜 参与人体糖代谢

每天一道降糖菜

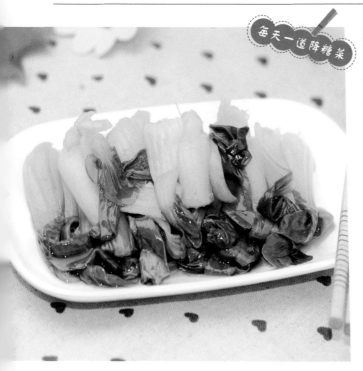

凉拌油菜

原料： 油菜400克。

辅料： 食盐、味精、花椒、食用油各适量。

做法：

1 油菜洗净后余烫断生，然后过凉沥水。

2 把油菜盛入盘中，加入食盐、味精拌匀。

3 炒锅烧热倒油，放入花椒爆香后，捞出花椒粒，把油浇淋在油菜上拌匀即可。

功效：

这道菜具有清热解毒、宽肠通便、降脂降糖的功效，有助于稳定血糖，改善便秘、高血脂等症状。

食用宜忌

⊙ 油菜不宜与山药、南瓜搭配同食，会影响人体对营养素的吸收，降低彼此的营养价值。

性味归经

性凉，味甘，入肝经、脾经、肺经

降糖作用

油菜中富含维生素C、硒，能够参与人体内的糖代谢，帮助降低和稳定血糖；油菜中富含膳食纤维，有助于延缓餐后血糖上升。

营养价值

油菜中含有B族维生素、胡萝卜素、钙、磷、钾、铁、硒、锰等成分，脂肪含量低，热量较低，有降血脂的作用；油菜中还含有植物激素，能够增强酶的形成，有防癌抗癌的作用；多食油菜还有助于防治便秘，改善贫血，增强人体免疫力。

降糖巧搭配

油菜+香菇 油菜可以与香菇焖、炒、拌食，有助于降血脂、降血糖、降血压，增强免疫力。

油菜+虾仁 油菜炒虾仁具有健脾胃、补肝肾、益气血、强筋骨的功效，能促进人体对钙的吸收。

油菜+豆腐 油菜可以与豆腐搭配烧、炒或做汤，具有清热润肺，止咳平喘的功效，有助于降血糖、降血脂、降血压，防治骨质疏松。

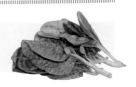

木耳菜　修复和改善胰岛细胞

🌿 性味归经

性寒，味甘、酸，入心经、肝经、脾经、大肠经、小肠经

🌀 降糖作用

木耳菜中含多种维生素及钙、钾、镁、锌、硒等成分，有助于修复和改善人体胰岛细胞功能，促进胰岛素分泌，控制和稳定血糖。

🍶 营养价值

木耳菜中含有膳食纤维、胡萝卜素，以及铁、铜、锰等成分，有助于健脑益智、补骨强身，并有降血糖的功效。

⚖️ 降糖巧搭配

木耳菜+鸡蛋　木耳菜可以与鸡蛋搭配炒或做汤，具有健脾开胃、明目护眼、防癌抗癌等功效。

木耳菜+鸡肉　木耳菜菜可以与鸡肉搭配炒或者凉拌，具有健脾开胃、益气活血等功效，有助于降低血清胆固醇，辅助调理高脂血症。

木耳菜+橄榄油　木耳菜无论炒、拌均可使用橄榄油，有助于降低人体中的胆固醇和甘油三酯，有抗老防衰的功效。

蒜香木耳菜

原料： 木耳菜500克。

辅料： 大蒜1头，食用油、食盐、味精各适量。

做法：

1 木耳菜择洗干净并沥水。

2 大蒜剥皮，洗净后剁成蒜蓉。

3 炒锅烧热倒油，放入蒜蓉爆香，倒入木耳菜迅速翻炒至热。

4 加入食盐、味精调味即可。

功效：

这道菜具有健脾开胃、清热解毒、润肠排便的功效，有助于糖尿病人稳定血糖，改善便秘等症状。

🍚 食用宜忌

⊙木耳菜性寒，脾胃虚寒不宜多食。

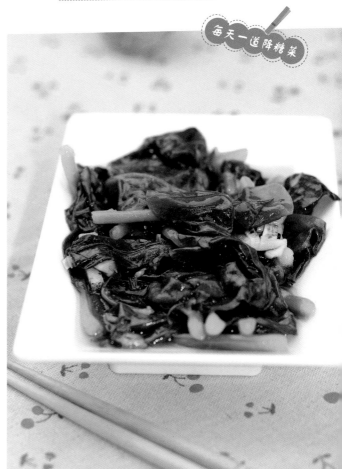

每天一道降糖菜

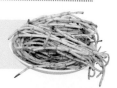

鱼腥草

清热解毒，抗菌消炎，防治并发症

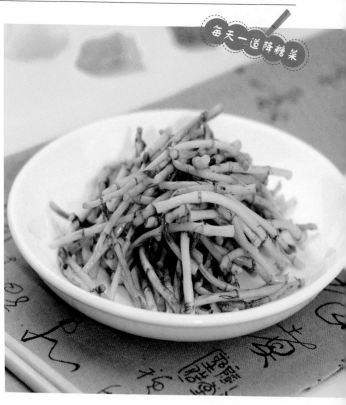

每天一道降糖菜

性味归经

性微寒，味辛，入肺经、膀胱经、大肠经

降糖作用

鱼腥草具有清热解毒的功效，对人体各种致病杆菌、球菌、流感等均有抑制作用，有助于糖尿病人辅助防治和调理各种并发症。

营养价值

鱼腥草中含有鱼腥草素、月桂醛等成分，有良好的抗菌作用，并能改善人体毛细血管脆性，促进组织再生，有助于镇痛、止血、止咳，对扁桃体炎、肺炎、尿路感染等均有辅助防治作用。

降糖巧搭配

鱼腥草+橄榄油 鱼腥草凉拌可用橄榄油，具有清热解毒、抗菌消炎等功效，对呼吸道感染等有辅助调理作用。

鱼腥草+鸡蛋 鱼腥草炒鸡蛋具有清热解毒、滋阴润燥、清肺利咽等功效，对肺炎、肺脓疡、痈肿、虚劳出血、目赤、热痢等有辅助调理作用。

鱼腥草+母鸡 鱼腥草蒸鸡具有清热解毒、抗菌消炎、温中益气等功效，有助于改善糖尿病并发水肿、肺脓疡、脱肛及虚劳瘦弱等疾症。

凉拌鱼腥草

原料：鱼腥草300克。

辅料：食盐、辣椒油、味精、姜末、蒜蓉各适量。

做法：

1 鱼腥草洗净沥水，切小段，用盐拌匀后略腌。

2 把鱼腥草盛入盘中，加入辣椒油、味精、姜末、蒜蓉拌匀即可。

功效：

这道菜有清热解毒、抗菌消炎、消积化食等功效，有助于糖尿病人改善积食、急慢性支气管炎、咳嗽等症状。

食用宜忌

⊙虚寒症候病人不宜食用。

香菜

调节人体糖代谢，改善胰岛功能

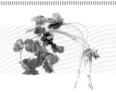

香菜葛根汤

原料： 香菜、葛根各10克。

辅料： 食盐少许。

做法：

1 香菜洗净沥水；葛根用料理机打磨成粉。

2 把香菜放进汤锅，加适量水，烧沸后改小火煎10分钟。

3 放入葛根粉和匀煮沸即可。可加入少许食盐调味。

功效：

这道汤具有健脾益胃、降糖降压等功效，有助于稳定血糖，辅助防治和调理高血压等并发症。

食用宜忌

⊙ 香菜不宜与猪肉搭配食用，容易耗气伤身；也忌与黄瓜同食，会破坏维生素C，降低彼此的营养价值。

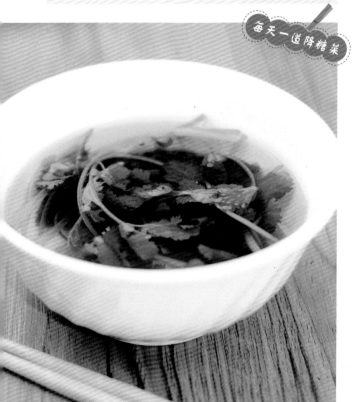

每天一道降糖菜

性味归经

性温，味辛，入脾经、肺经、胃经

降糖作用

香菜中含有维生素C和微量元素硒，能够参与并调节人体内的糖代谢，促进胰岛素分泌，控制和稳定血糖。

营养价值

香菜中含有B族维生素、胡萝卜素、钙、铁、磷、镁、挥发油等营养成分，具有温胃散寒、消食下气的功效，有助于缓解胃部冷痛、消化不良、麻疹不透等症状，并有预防和调理感冒的作用。

降糖巧搭配

香菜+羊肉 烹饪羊肉时加入适量香菜，既能除去羊肉的腥味，还有健脾暖胃、祛寒暖身、补肾养气的作用，并有助于改善感冒、肾虚等症状。

香菜+牛肉 香菜与牛肉搭配食用，具有健脾益气的功效，有助于改善糖尿病人气血失调等症状。

香菜+皮蛋+豆腐 香菜可与皮蛋、豆腐凉拌食用，能够增强食欲，促进消化。

尖椒 促进胰岛素的合成与分泌

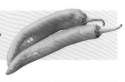

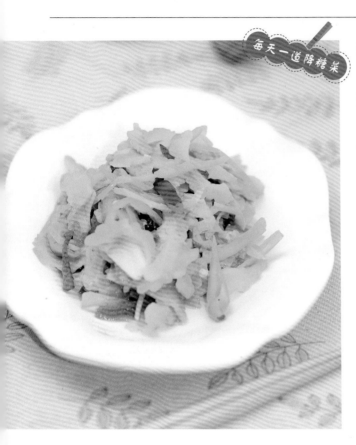

每天一道降糖菜

尖椒炒苦瓜

原料： 青椒3个，红椒1个，苦瓜1根。

辅料： 食用油、食盐、味精、花椒各适量。

做法：

1 苦瓜洗净剖开，去除籽粒，切片，汆水断生。

2 青椒和红椒洗净，去蒂和籽粒并切丝。

3 炒锅烧热倒油，放入花椒爆香，倒入青红椒和苦瓜煸炒2分钟。

4 加入食盐、味精炒匀即可。

功效：

这道菜能促进人体对营养成分的吸收，并有助于降血糖、降血脂、降血压，尤其适宜肥胖型糖尿病人食用。

🌿 性味归经

性热，味辛，入脾经、心经

🌀 降糖作用

尖椒中含有丰富的维生素C、辣椒素和微量元素硒、锰，能够促进胰岛素的合成与分泌，提高人体对葡萄糖的吸收和利用率，辅助调理糖尿病的各种并发症。

🍵 营养价值

尖椒中富含辣椒碱、胡萝卜素、柠檬酸等成分，能够促进人体血液循环，加速人体新陈代谢，改善人体怕寒畏冷、冻伤、血管性头痛、风寒感冒等症状，并有助于防治心血管疾病。

⚖ 降糖巧搭配

尖椒+糙米 尖椒可与糙米饭搭配同食，能够增强食欲，并促进人体对维生素C的吸收。

尖椒+鸡蛋 尖椒炒鸡蛋有助于增强食欲，促进人体对维生素的吸收。

尖椒+猪肝 尖椒炒猪肝有助于糖尿病人改善气血失调、贫血等症状。

食用宜忌

⊙尖椒不宜与黄瓜搭配食用，因为黄瓜中含有维生素的分解酶，会破坏尖椒中的维生素C，降低彼此的营养价值。

紫甘蓝 提高人体对葡萄糖的利用率

性味归经

性平，味甘，入脾经、胃经

降糖作用

紫甘蓝中含有丰富的维生素C、膳食纤维、花青素和微量元素铬，有助于调节胰岛功能，促进胰岛素分泌，维持糖代谢平衡；再加上它容易增强人体饱腹感，能控制餐后血糖急剧上升，有降低和稳定血糖的作用。

营养价值

紫甘蓝中富含B族维生素、维生素E、叶酸、胡萝卜素、花青素等成分，能够清除人体内的氧自由基，净化血液，软化血管，有效防治心血管疾病，并有助于瘦身减肥。紫甘蓝中还含有硫元素，有杀虫止痒的功效，有助于保护皮肤健康。

降糖巧搭配

紫甘蓝+尖椒 紫甘蓝可以和尖椒一同凉拌，具有降血脂、降血压、降血糖的功效，兼有排便排毒作用，有助于糖尿病人改善便秘症状。

紫甘蓝+黑木耳 紫甘蓝可以与黑木耳搭配凉拌，具有补肾壮骨、健脑通络等功效，有助于糖尿病人改善便秘、腰膝酸软、缺钙、骨质疏松、健忘失眠等症状。

紫甘蓝+虾米 紫甘蓝可以与虾米一起炒或做汤，有助于糖尿病人增强免疫力和抗病力。

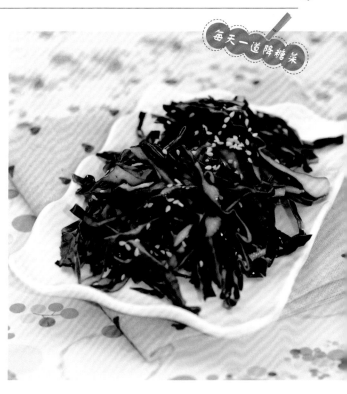

每天一道降糖菜

凉拌紫甘蓝

原料：紫甘蓝300克。

辅料：白芝麻、生抽、香油、味精各适量。

做法：

1 紫甘蓝洗净切丝并装盘。

2 白芝麻用炒锅炒香后，与生抽、香油、味精一起加入紫甘蓝中，拌匀即可。

功效：

这道菜具有健脾和胃、润肠通便、消脂降压、降血糖等功效，有助于糖尿病人改善便秘、肥胖等症状。

食用宜忌

⊙ 紫甘蓝不宜与苹果搭配食用，会破坏彼此所含的维生素，降低各自的营养价值。

莲藕

改善人体糖耐量，稳定血糖

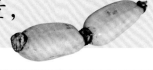

莲藕百合汤

原料：莲藕500克，百合30克，枸杞子适量。

辅料：冰糖少许。

做法：

1 莲藕洗净切小块；百合洗净；枸杞子洗净。

2 把莲藕、百合放进汤锅，加适量水，烧沸后改小火煮至莲藕熟烂，再加入枸杞子略煮。

3 加入少许冰糖调味即可。

功效：

这道汤具有清热降火、润肺止咳、宁心安神等功效，有助于糖尿病人改善肺燥咳嗽、心烦失眠、寝食不安等症状。

食用宜忌

⊙生莲藕不宜与生白萝卜搭配食用，因为二者搭配寒性较大，容易伤及脏腑元气。

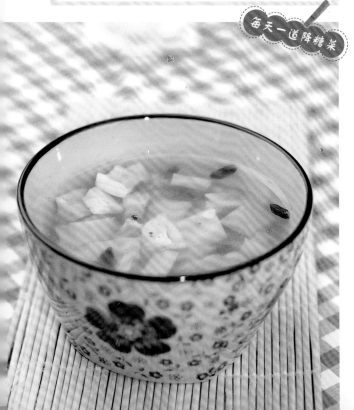

每天一道降糖菜

性味归经

性寒，味甘，入心经、脾经、胃经

降糖作用

莲藕中富含淀粉、膳食纤维，有助于控制食欲，延缓餐后血糖上升；莲藕中还含有维生素C和微量元素硒，能够促进胰岛素分泌，改善人体糖耐量，维持血糖稳定。

营养价值

莲藕中含有丰富的维生素K、B族维生素、黏液蛋白、铁、钾等成分，有助于降低血液中的胆固醇和甘油三酯含量，促进骨胶原生成，保护肝脏，预防贫血。

降糖巧搭配

莲藕+虾 莲藕可以与虾搭配炒、做汤或熬粥，有助于改善人体肝脏功能，帮助糖尿病人防治和调理肝脏病变。

莲藕+猪肉 莲藕可以与猪肉搭配煲汤、炒，或者制作饺子和包子馅料，有助于糖尿病人改善脾胃失调、食欲不振、身体虚弱等症状。

莲藕+牛蒡 莲藕可以与牛蒡搭配煲汤，具有清热润燥、利尿排毒、安神养心等功效，有助于糖尿病人改善小便不利、尿黄短赤、失眠、便秘等症状。

茄子 修复胰岛细胞，防治并发症

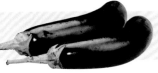

每天一道降糖菜

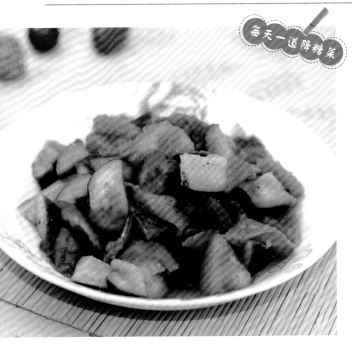

西红柿烧茄子

原料：西红柿2个，长茄子1根。

辅料：蒜末、生抽、蚝油、食用油、番茄酱各适量。

做法：

1 西红柿洗净，剥皮去蒂后切块；茄子洗净切块。

2 炒锅烧热倒油，倒入茄子煸炒至软后盛出。

3 炒锅中留余油，放入蒜末爆香，倒入西红柿翻炒出汤，使西红柿成酱状。

4 再倒入茄子继续炒熟，加入生抽、蚝油、番茄酱炒匀调味即可。

功效：

这道菜有健脾和胃的功效，有助于糖尿病人改善食欲不振、便秘、肥胖等症状。

食用宜忌

⊙茄子不宜与螃蟹搭配食用，容易伤及肠胃。

性味归经

性凉，味甘，入脾经、胃经、大肠经

降糖作用

茄子中含有微量元素锰、硒，能够参与并维持人体内正常的糖代谢和脂肪代谢，促进胰岛素合成与分泌，帮助修复胰岛细胞，防治和减少糖尿病并发症的发生。

营养价值

茄子中含有丰富的维生素E、维生素P、B族维生素、维生素C，能够促进血液循环和新陈代谢，抑制人体对胆固醇的吸收，净化血液，软化血管，防止血栓、动脉硬化、高脂血症等心血管疾病。

降糖巧搭配

茄子+苦瓜 茄子炒苦瓜具有清心明目、镇痛消肿、减脂降压、降血糖等功效，有助于防治心血管病变。

茄子+猪肉 茄子可以和猪肉一起炖、烧、炒，具有健脾和胃、益气活血的功效，有助于降血脂和血糖。

茄子+豆角 茄子可以和豆角一起烧、炖、炒，有助于改善糖尿病人便秘、食欲不振、失眠、烦躁、心神不安等症状。

绿豆芽 促进胰岛素合成与分泌

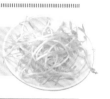

性味归经

性寒，味甘，入心经、胃经

降糖作用

绿豆芽中含有丰富的维生素C以及锌、锰、硒等成分，能够参与人体内的葡萄糖代谢，促进胰岛素的合成和分泌，修复和改善胰岛细胞功能，帮助人体维持血糖稳定；绿豆芽中还富含膳食纤维，而且热量极低，有助于控制食欲，延缓餐后血糖上升。

营养价值

绿豆芽中富含水分、膳食纤维、B族维生素、钙、钾、磷、铁等成分，有助于清热解毒、利尿除湿、解酒毒和热毒，还有保护肌肉、皮肤和血管的作用。

降糖巧搭配

绿豆芽+韭菜 绿豆芽炒韭菜具有清肠排毒、消脂瘦身、降压降糖等功效，有助于改善便秘，防治心血管疾病。

绿豆芽+猪肉 绿豆芽炒猪肉具有健脾开胃、滋阴润燥、清热凉血等功效，有助于糖尿病人改善食欲不振、燥热烦渴等症状。

绿豆芽+海带 绿豆芽可以与海带搭配凉拌，具有清热降火、健脾开胃、通便排毒的功效，并且富含碘，对甲状腺肿大有辅助调理作用。

凉拌绿豆芽

原料： 绿豆芽300克，黄瓜、胡萝卜各50克。

辅料： 酱油、醋、盐、味精、辣椒油各适量。

做法：

1 胡萝卜削皮，洗净切丝后汆烫断生。

2 绿豆芽洗净并汆烫断生；黄瓜洗净切丝。

3 把胡萝卜丝、绿豆芽和黄瓜丝盛入盘中，加入酱油、醋、食盐、味精、辣椒油拌匀即可。

功效：

这道菜有助于健脾开胃、通便排毒、消脂降压，帮助糖尿病人改善缺乏食欲、便秘等症状。

每天一道降糖菜

食用宜忌

⊙ 绿豆芽不宜与猪肝搭配食用，同食会降低彼此的营养价值。

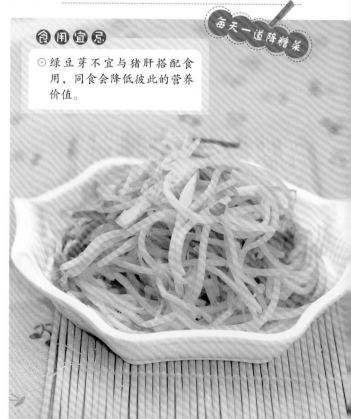

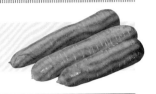

胡萝卜

提高人体对葡萄糖的利用率

🌸 性味归经

性平，味甘，入肺经、脾经

🌿 降糖作用

胡萝卜中富含膳食纤维，有助于控制食欲，抑制餐后血糖上升；胡萝卜中含维生素C、胡萝卜素等成分，能够参与人体内的糖代谢，提高人体对葡萄糖的利用率，辅助降血糖。

🥕 营养价值

胡萝卜中含有丰富的B族维生素、槲皮素、木质素、钾、磷、铁、钙等成分，有助于降低血清胆固醇和甘油三酯，防治呼吸道感染和心血管疾病，改善视疲劳和夜盲症，增强免疫力，抑制癌细胞。

⚖ 降糖巧搭配

胡萝卜+山药　胡萝卜可以与山药搭配炖、炒、煲汤，具有健脾和胃、益气活血、强精壮骨等功效，有助于糖尿病人改善脾胃失和、气血亏虚、筋骨萎弱、免疫力低下等症状。

胡萝卜+卷心菜　胡萝卜可以与卷心菜一起炒、炖或榨汁，具有健脾开胃、清肠排毒、清热降火等功效，并有助于防治肿瘤病变。

胡萝卜+大米　胡萝卜可以与大米搭配熬粥或制作米糊，具有健脾益胃、清热排毒、益气养血、宁心安神等功效，有助于糖尿病人改善气血不足、烦躁失眠等症状。

每天一道降糖菜

胡萝卜蜂蜜汁

原料： 胡萝卜2根，蜂蜜少许。

做法：

1 胡萝卜削皮，洗净后切小块。

2 把胡萝卜放进榨汁机中，加适量凉开水榨汁。

3 加入少许蜂蜜调味即可。

功效：

这道果蔬汁具有清热解毒、润肠养肝的功效，有助于糖尿病人改善便秘，防治肝脏病变。

食用宜忌

⊙胡萝卜不宜与白萝卜搭配同食，因为胡萝卜主补，白萝卜主泻，二者同食容易降低彼此的营养价值。

白萝卜

清热解毒，修复和改善胰岛功能

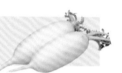

性味归经

性平，味甘、辛，入脾经、肺经

降糖作用

白萝卜中富含膳食纤维，有助于控制食欲，抑制餐后血糖上升；白萝卜中还含有丰富的维生素C、钙、磷、铁等成分，能参与人体内的糖代谢，促进胰岛素的分泌与合成，帮助降低和稳定血糖。

营养价值

白萝卜中含有B族维生素、木质素、淀粉酶、消化酶、锌、铁、钙、钾等成分，能促进消化，改善胸闷、胃酸分泌过多、消化不良等症状，对冠心病、动脉硬化、胆结石等疾病有预防作用。

降糖巧搭配

白萝卜+豆腐 白萝卜可以与豆腐搭配做汤，或者制作饺子和包子馅料，具有消食利尿、顺气化痰等功效，有助于糖尿病人改善肺燥咳喘、小便不利、消化不良等症状。

白萝卜+羊肉 白萝卜可以与羊肉一同炖或煲汤，具有消积滞、化痰热、除寒气等功效，对风寒感冒有辅助调理作用。

白萝卜+鹅肉 白萝卜可以和鹅肉一起煲汤，具有健脾养胃、润肺止咳等功效，兼有减肥作用。

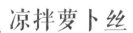

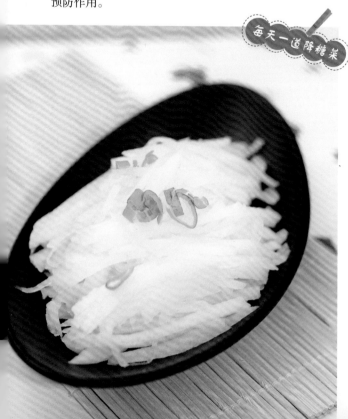

凉拌萝卜丝

原料： 白萝卜300克。

辅料： 食盐、香油、味精各适量。

做法：

1 白萝卜削皮，洗净切丝后盛入盘中。

2 加入食盐、味精、香油拌匀即可。

功效：

这道菜具有健脾和胃、顺气消食、润肺化痰的功效，有助于糖尿病人改善脾胃失和、消化不良、肺燥咳嗽、肥胖等症状。

食用宜忌

⊙ 白萝卜不宜与黑木耳搭配同食，容易引发皮炎。另外，脾胃虚寒、慢性胃炎不宜多食。

马铃薯

增加饱腹感，
抑制餐后血糖上升

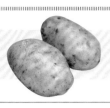

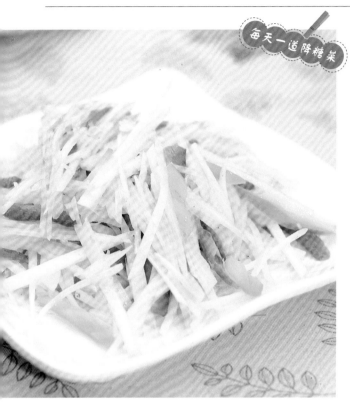

每天一道降糖菜

🌿 性味归经

性平，味甘，入胃经、大肠经

🐌 降糖作用

马铃薯中富含膳食纤维和淀粉，脂肪含量较少，有助于抑制餐后血糖急剧上升，维持血糖稳定。

🍵 营养价值

马铃薯中含有丰富的胡萝卜素、B族维生素、维生素C、钙、磷、铁、钾等成分，有助于调节肠胃功能，改善消化不良、便秘等症状。

⚖ 降糖巧搭配

马铃薯+牛肉　马铃薯炖牛肉具有健脾和胃、益气活血、强筋健骨等功效，有助于改善糖尿病人食欲不振、气虚体虚等症状。

马铃薯+豆角　马铃薯炖豆角具有健脾胃、利肠道等功效，对急性肠胃炎、呕吐腹泻等有辅助调理作用。

马铃薯+醋　烹饪马铃薯时可以适当加醋，如醋熘土豆丝等，有助于分解马铃薯中的有毒物质，提高马铃薯的营养价值。

酸辣土豆丝

原料：土豆2个，红椒1个。

辅料：食用油、醋、蒜末、干辣椒、食盐、姜末、花椒、葱花、味精各适量。

做法：

1 土豆削皮，洗净切丝，用清水略微浸泡后捞出沥水。

2 红椒洗净切丝；干辣椒剪成小段。

3 炒锅烧热倒油，放入花椒爆香，再放入姜末、蒜末、辣椒煸炒出香味。

4 放入土豆丝煸炒2分钟，淋入醋，加入红椒丝翻炒至熟。

5 加入葱花炒匀，再加入食盐、味精调味即可。

功效：

这道菜有助于增强食欲，改善糖尿病人食欲不振等症状。

食用宜忌

⊙ 土豆忌与香蕉搭配同食，容易使面部生斑。

芋头

参与人体糖代谢，修复胰岛细胞

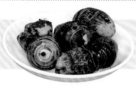

性味归经

性平，味甘、辛，入胃经、小肠经

降糖作用

芋头含有丰富的碳水化合物、膳食纤维，食后容易增加饱腹感，有助于抑制餐后血糖急剧上升；芋头中还富含硒、镁、钾、锌、钙、维生素等成分，有助于修复胰岛细胞，促进胰岛素分泌，控制和稳定血糖。

营养价值

芋头不仅含有胡萝卜素、B族维生素、维生素A、钙、铁、锌、钾、硒、铜、锰、氟等成分，还是碱性食物，能够中和人体内的酸性物质，调节人体酸碱平衡，兼有洁齿防龋、保护牙齿的作用。

降糖巧搭配

芋头+牛肉 芋头烧牛肉具有健脾益胃、补气养血等功效，有助于改善糖尿病人食欲不振、气血不足、贫血等症状。

芋头+猪肉（猪排骨） 芋头可以和猪肉（猪排骨）一起红烧、焖，具有健脾养胃、益气和中、润肠通便、滋补气血等功效，并有助于改善骨质疏松。

芋头+鸡肉 芋头可以和鸡肉一起红烧、焖、炖或煲汤，有助于糖尿病人改善气血不足、营养不良等症状。

香芋排骨煲

原料：猪排骨、芋头各400克。

辅料：葱段、葱花、姜片、食盐各适量。

做法：

1 排骨洗净焯水；芋头削皮，洗净切块。

2 把排骨、葱段、姜片一起放进煲内，加适量水，烧沸后改小火煲60分钟。

3 放入芋头继续煲30分钟。

4 调入食盐，撒上葱花即可。

功效：

这道汤具有健脾胃、益气血、润脏腑等功效，有助于改善糖尿病人烦热口渴、气血亏虚等症状。

食用宜忌

⊙芋头忌与香蕉同食，容易引起胃痛、腹胀。

每天一道降糖菜

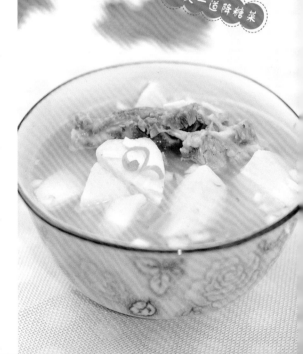

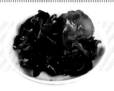

黑木耳 修复胰岛 β 细胞

性味归经
性平，味甘，入大肠经、胃经

降糖作用
黑木耳中含有木耳多糖、硒、锰等成分，有助于修复胰岛 β 细胞，促进胰岛素合成与分泌，提高人体对葡萄糖的利用率。

营养价值
黑木耳中含有蛋白质、脂肪、钙、磷、铁、胡萝卜素、B 族维生素、磷脂、膳食纤维等成分，有助于人体排毒，辅助调理缺铁性贫血、血栓、动脉硬化、冠心病等疾病。

降糖巧搭配

黑木耳+春笋 黑木耳炒春笋具有清热解毒、益气养血、润肠通便等功效，有助于糖尿病人改善气血不足、肠燥便秘等症状。

黑木耳+荸荠 黑木耳炒荸荠具有清热排毒、润肺除燥、宽肠下气、生津止渴等功效，有助于糖尿病人缓解肺燥咳嗽、肠燥便秘、腹胀等症状。

黑木耳+红枣 黑木耳可以和红枣一同煲汤或熬粥，对糖尿病人缺铁性贫血有辅助调理作用。

黑木耳炒蒜薹

原料：水发黑木耳200克，蒜薹100克。

辅料：食用油、食盐、生抽、醋、葱花、姜末、蒜末、干红辣椒各适量。

做法：
1 黑木耳洗净后撕成小朵，余烫断生。
2 蒜薹洗净切小段；红辣椒剪小段。
3 把食盐、生抽、醋混合调匀成味汁。
4 炒锅烧热倒油，放入葱花、姜末、蒜末、辣椒爆香，放入蒜薹炒至八成熟，放入黑木耳继续炒熟，加入味汁炒匀即可。

功效：
这道菜有助于降血脂、降血压、降血糖，尤其适宜糖尿病合并高血脂、高血压的人士食用。

食用宜忌 每天一道降糖菜
⊙黑木耳不宜与白萝卜或青萝卜搭配同食，容易引起皮炎；黑木耳也忌与中药麦冬同食，容易引发胸闷。

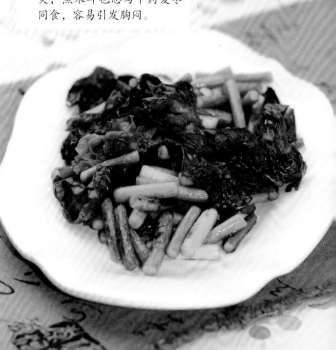

金针菇

修复受损胰岛细胞，调节血糖

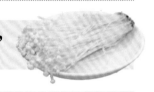

金针菇冬瓜汤

原料：冬瓜300克，金针菇100克，枸杞子20克。

辅料：姜丝、食盐各适量。

做法：

1 冬瓜削皮，洗净切片；金针菇洗净后切去根部；枸杞子略微清洗。

2 汤锅中倒入适量水，烧开后放入冬瓜和姜丝，中小火煮至冬瓜六成熟；放入金针菇煮开，再放入枸杞子小火焖10分钟左右，加入食盐调味即可。

功效：

这道汤具有清热润燥、利尿排毒、明目瘦身的功效，并有助于降血糖、降血脂、降血压，尤其适宜肥胖型糖尿病人食用。

每天一道降糖菜

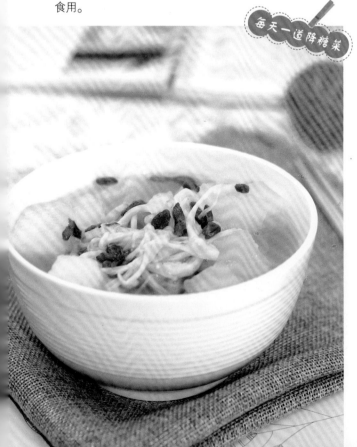

性味归经

性凉，味甘，入脾经、大肠经

降糖作用

金针菇中含有锌、硒、锰等成分，能够参与人体内的糖代谢，促进胰岛素的合成与分泌，有良好的调节血糖的作用。

营养价值

金针菇中富含B族维生素、维生素C、胡萝卜素、多种氨基酸、钙、磷、铁、钾、锌等成分，能促进儿童身心和智力发育，并有助于抗疲劳，增强人体免疫力，防治心血管病变。

降糖巧搭配

金针菇+鸡肉 金针菇可与鸡肉一同烧或炒，有助于糖尿病人改善气血虚弱等症状。

金针菇+豆腐 金针菇可与豆腐一同烧或者煮汤，具有益智健体、降血糖的作用，尤其适宜糖尿病儿童食用。

金针菇+西蓝花 金针菇可以与西蓝花一同炒或凉拌，有保肝护肝的作用，有助于糖尿病人防治肝脏病变。

食用宜忌

⊙金针菇不宜与牛奶同食，容易引起消化不良。

猴头菇 降低和稳定血糖

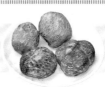

🌿 性味归经

性平，味甘，入脾经、胃经、肾经

🐚 降糖作用

猴头菇中含有多糖，能够参与人体内的糖代谢，帮助修复受损的胰岛细胞；它还富含粗纤维，有助于延缓餐后血糖上升。

☕ 营养价值

猴头菇中含有蛋白质、灰分、B族维生素、抗坏血酸、维生素E、钾、钠、钙、镁、铁、锌、铜、磷等成分，能够提高人体巨噬细胞的吞噬能力，促进溶血素生成和脾淋巴细胞增殖，增强免疫力，抑制癌细胞，有抗老防衰的作用。

⚖ 降糖巧搭配

猴头菇+猪肝 猴头菇猪肝汤具有利五脏、抗癌肿等功效，有助于调理消化道疾病。

猴头菇+鸡肉 猴头菇鸡肉汤具有补益心脾、益气养血等功效，尤其适宜神经衰弱、身体虚弱的糖尿病人食用。

猴头菇+白术 猴头菇可以与中药白术搭配煲汤，具有滋补活血等功效，尤其适宜体虚血亏的糖尿病人食用。

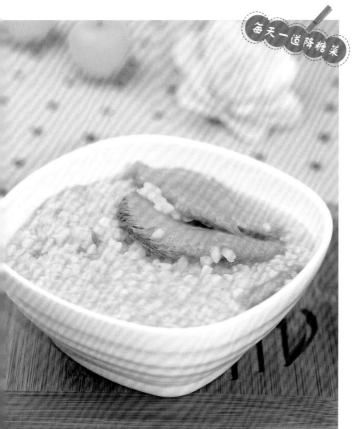

每天一道降糖菜

猴头菇玉米粥

原料： 猴头菇100克，玉米200克。

做法：

1 猴头菇泡发后切丁；玉米清洗备用。
2 粥锅中倒入适量水，放入玉米煮至八九成熟，再放入猴头菇继续煮粥即可。

功效：

这道粥具有健脾和中、生津止渴的功效，有助于糖尿病人控制和稳定血糖。

食用宜忌

⊙ 猴头菇不宜与野鸡肉同食，容易引起出血。

香菇 改善糖尿病相关症状

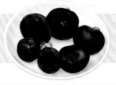

❀ 性味归经

性平、凉，味甘，入肝经、胃经

❀ 降糖作用

香菇中含有多糖、锌、锰、硒等成分，能够参与人体内的糖代谢，促进胰岛素的合成与分泌，帮助控制和稳定血糖，改善糖尿病的相关症状，辅助防治并发症。

❀ 营养价值

香菇中富含脂肪、碳水化合物、粗纤维、灰分、钙、磷、铁、B族维生素等成分，能够促进人体新陈代谢，增强机体免疫细胞的活性，抑制癌细胞，延缓衰老。

❀ 降糖巧搭配

香菇+豆腐 香菇可以与豆腐一起烧或焖，具有健脾养胃、消脂降压等功效，兼有补钙作用。

香菇+鸡肉 香菇可以与鸡肉一起炒，做汤或熬粥，具有健脾胃、益气血等功效，有助于增强免疫力，延年益寿。

香菇+油菜 香菇可与油菜一起炒、焖或者拌，具有健脾养胃、清热排毒等功效，有助于糖尿病人降血糖、降血脂、降血压，改善便秘症状。

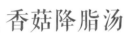

香菇降脂汤

原料： 鲜香菇200克，大蒜50克。

辅料： 食用油、食盐各适量。

做法：

1. 香菇洗净后，把菌伞和菌根分开，菌伞四等分切开，菌根切片。
2. 大蒜剥皮，洗净后切片。
3. 炒锅烧热倒油，放入香菇和大蒜略微翻炒一下，再加入适量水，烧沸后改小火继续煮5分钟。
4. 加入食盐调味即可。

功效：

此汤对糖尿病合并高脂血症、动脉硬化、高血压等具有辅助调理作用，尤其适宜肥胖型糖尿病人食用。

食用宜忌

⊙ 香菇不宜与西红柿同食，容易破坏类胡萝卜素，降低营养价值。

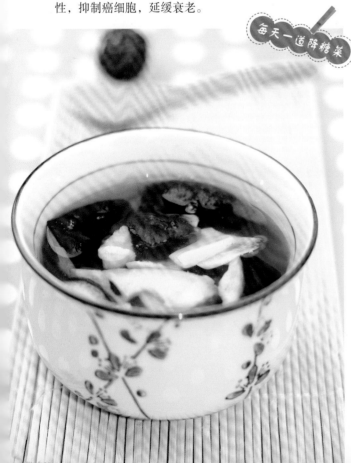

银耳

参与人体糖代谢

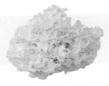

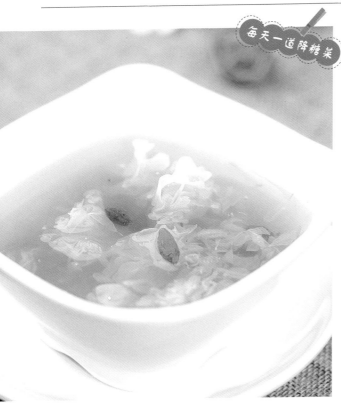

每天一道降糖菜

性味归经

性平，味甘、淡，入肺经、胃经、肾经

降糖作用

银耳中富含银耳多糖和多种矿物质、微量元素，能够参与人体内的糖代谢，帮助控制和稳定血糖；银耳中含有膳食纤维、胶质，有助于防止餐后血糖急剧上升。

营养价值

银耳中含有蛋白质、多种氨基酸、肝糖、维生素D等营养成分，能够提高肝脏的解毒能力，有助于保肝护肝、抑制癌细胞，并有降血脂、降血压和瘦身养颜的作用。

降糖巧搭配

银耳+山药 银耳可与山药一同煲汤或熬粥，有助于降血糖、降血压、降血脂，帮助糖尿病人改善气血虚弱症状。

银耳+百合 银耳可以与百合搭配煲汤，具有滋阴润肺、安神养心等功效，有助于糖尿病人改善烦躁口渴、失眠、心神不安等症状。

银耳+猪腰 银耳猪腰汤具有滋阴补肾等功效，有助于糖尿病人改善腰酸背痛、肾虚耳鸣、肺燥咳嗽等症状。

银耳菊花汤

原料：水发银耳50克，白菊10克，枸杞子适量。

做法：

1 银耳洗净后撕成小朵，白菊略微清洗。

2 把银耳和白菊、枸杞子一起放进汤锅中，加适量水，烧沸后小火煎煮30分钟即可。

功效：

这道汤具有清热解毒、润肺祛躁、清肝明目的功效，有助于改善燥热咳嗽、阴虚、视物不清等症状，对糖尿病眼底病变具有辅助调理作用。

食用宜忌

⊙银耳不宜与白萝卜搭配同食，容易诱发皮炎。

豆腐

改善胰岛功能，并且升糖指数低

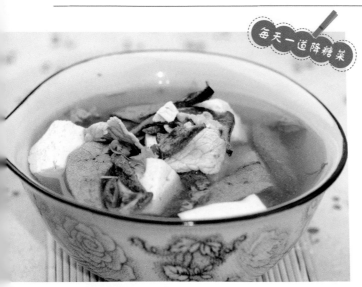

每天一道降糖菜

豆腐猪肝汤

原料： 豆腐、猪肝各200克，猪瘦肉50克。

辅料： 姜片、香菜、姜汁、食盐、食用油各适量。

做法：

1 猪肝、猪肉分别洗净切片，然后用姜汁和少许食盐拌匀后腌10分钟，再放入沸水中汆烫至八九成熟时捞出沥水。

2 豆腐洗净切块；香菜洗净切末。

3 炒锅烧热倒油，放入姜片爆香，再加入适量水烧沸，然后放入豆腐煮5分钟左右，放入猪肝片和瘦肉片继续煮熟，加入食盐调味，撒上香菜末即可。

功效：

这道汤具有益气和中、疏风透表、养肝明目的功效，有助于改善糖尿病人由于肝虚血弱引起的眼圈发黑、两目视弱、神疲乏力、口干咽燥等症状。

食用宜忌

⊙ 豆腐不宜与蜂蜜搭配同食，容易引起腹泻，并有损听力。

性味归经

性凉，味甘、淡，入肺经、脾经、大肠经

降糖作用

豆腐中含有大豆异黄酮、大豆多肽、钙、钾、镁等成分，有助于调节和改善胰岛功能；而且，豆腐的热量较低，升糖指数也较低，并富含膳食纤维，有助于防止餐后血糖急剧上升。

营养价值

豆腐中富含植物蛋白质、氨基酸、卵磷脂、皂素、钙、铁等成分，能够促进人体神经、血管和大脑发育，有助于保护血管内皮细胞，辅助防治心血管疾病，并有预防肿瘤病变的作用。

降糖巧搭配

豆腐+白萝卜 豆腐可以和白萝卜搭配煮汤，具有清热健脾、消食下气等功效，有助于糖尿病人改善胸闷腹胀、消化不良等症状。

豆腐+带鱼 豆腐可以和带鱼一起炖或烧，具有健脾养胃、益气和血等功效，兼有补钙作用。

豆腐+羊肉 豆腐可以和羊肉一起炖或煮汤，具有清热泻火、止渴除烦、滋养气血等功效，有助于糖尿病人改善口渴烦躁、气血不足、营养不良等症状。

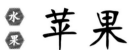 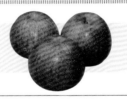

苹果　修复胰岛细胞，减少血糖含量

🌿 性味归经

性凉，味甘、酸，入脾经、肺经

🐚 降糖作用

苹果中含有微量元素铬，有助于修复胰岛细胞，改善胰岛功能，并促进胰岛素的合成与分泌，调节人体糖代谢；苹果中富含果胶，有助于降低血清胆固醇，减少血糖含量；苹果中还含有丰富的膳食纤维，食后容易增加饱腹感，有助于延缓餐后血糖上升。

🍵 营养价值

苹果中富含B族维生素、维生素C、镁、硫、铁、铜、碘、锰、锌等成分，能够促进人体血液循环和新陈代谢，降低血清胆固醇，辅助防治心血管疾病，对感冒、腹泻、便秘均有调理作用。

🥢 降糖巧搭配

苹果+银耳　苹果银耳汤具有清热润肺、止咳化痰、通便排毒、安神养心等功效，有助于糖尿病人改善肺燥咳嗽、便秘、失眠等症状。

苹果+芦荟　苹果芦荟汁具有清热解渴、润肺生津、健脾养胃、消食顺气等功效，有助于糖尿病人改善积食、胸闷、口干舌燥、烦渴等症状。

苹果+洋葱　苹果可以和洋葱搭配榨汁，有助于清除体内氧自由基，净化血液，软化血管，辅助防治心血管病变。

苹果绿茶

原料： 绿茶包1小袋，苹果1个，柠檬1/4个。

做法：

1 苹果削皮、去核，切块；柠檬削皮。
2 把苹果块和柠檬块放进榨汁机中，加适量凉开水榨汁。
3 绿茶包放进茶壶，沸水焖泡10分钟，兑入苹果柠檬汁搅匀即可。

功效：

这道水果茶具有清热解毒、提神醒脑、祛躁除烦的功效，有助于净化血液，增强免疫力，防癌抗癌。

食用宜忌

⊙糖尿病人尽量避免吃太甜的苹果，可以适量吃口感稍微有点酸的青苹果。

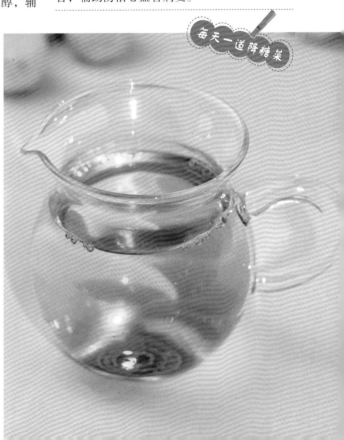

每天一道降糖菜

西瓜

参与人体糖代谢，增强胰岛素敏感性

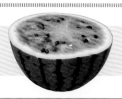

性味归经

性寒，味甘，入心经、膀胱经、胃经

降糖作用

西瓜中含有丰富的维生素 C，能够参与人体糖代谢，促进胰岛素分泌，提高人体对葡萄糖的利用率，从而起到降低和稳定血糖的作用。

营养价值

西瓜中含有大量水分、葡萄糖、果糖、蔗糖、膳食纤维、维生素 A、B 族维生素、钙、磷、铁、钾等成分，几乎不含脂肪和胆固醇，热量极低，有助于消暑解渴，利尿排毒，降血压，还兼有祛皱养颜，抗老防衰的作用。

降糖巧搭配

西瓜+西红柿　西瓜可以与西红柿搭配榨汁，具有清热解毒、润肠通便等功效，有助于糖尿病人改善肥胖、便秘等症状。

西瓜+红茶　西瓜可以与红茶搭配制作茶饮，能够促进脂肪分解，有助于瘦身减肥，尤其适宜肥胖型糖尿病人食用。

西瓜皮+荷叶　西瓜皮可以与荷叶搭配制作茶饮，具有清热解毒，消脂降压、降血糖等功效，有助于改善便秘、肥胖等症状。

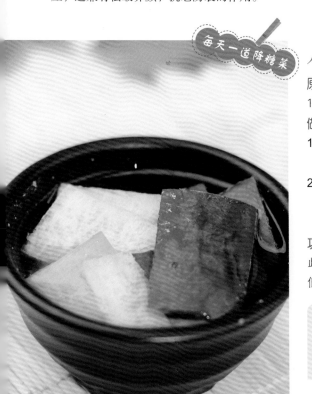

每天一道降糖菜

瓜皮茶

原料：西瓜皮50克，冬瓜皮20克，天花粉15克。

做法：

1　西瓜皮削去外层绿皮和内层红瓤，洗净切片；冬瓜皮洗净切片。

2　把西瓜皮和冬瓜皮放进汤锅，加适量水，烧沸后改小火煮20分钟，加入天花粉和匀，略煮1分钟即可。

功效：

此茶具有清热解毒、生津止渴等功效，有助于降低和稳定血糖。

食用宜忌

⊙西瓜不宜与虾搭配同食，容易引起腹痛、腹泻、恶心；西瓜也不宜与羊肉搭配同食，容易伤元气。

火龙果 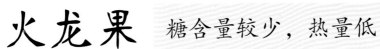 糖含量较少，热量低

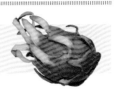

火龙果炒虾仁

原料：虾仁250克，火龙果半个，西芹100克。

辅料：食用油、食盐、料酒、水淀粉、味精、姜片各适量。

做法：

1 虾仁洗净后，用盐、料酒、水淀粉拌匀并腌至入味；火龙果剖开剥皮，果肉切块；西芹洗净切片并汆烫断生。

2 炒锅烧热倒油，放入姜片爆香，倒入虾仁滑炒2分钟，加入料酒略炒后盛出。

3 锅中留余油倒入西芹煸炒1分钟，再倒入火龙果继续炒熟，倒入虾仁，加入盐、味精炒匀调味即可。

功效：

这道菜具有滋阴补肾、消脂降压的功效，有助于糖尿病人缓解便秘、高血压、高血脂、肥胖、肾虚耳鸣等症状，兼有养颜作用。

食用宜忌

⊙火龙果不宜与牛奶同食。

每天一道降糖菜

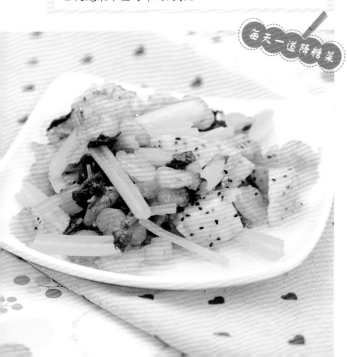

性味归经

性凉，味甘、酸，入大肠经、胃经

降糖作用

火龙果中富含膳食纤维和果胶，有助于延缓餐后血糖上升；此外，火龙果水分含量较高，热量较低，有助于糖尿病人控制和稳定血糖。

营养价值

火龙果中含有丰富的蛋白质、B族维生素、维生素C、钙、磷、铁、镁、钾、胡萝卜素、花青素等成分，有助于降低胆固醇，软化血管，辅助防治心血管疾病；它还有良好的抗氧化效果，有助于延缓衰老，瘦身养颜。

降糖巧搭配

火龙果+红薯　火龙果可以与红薯搭配制作羹汤，有助于糖尿病人控制血糖，改善便秘、烦渴等症状。

火龙果+豆浆　火龙果榨汁后与豆浆兑在一起饮用，具有清热降火、生津止渴、消脂降压、瘦身养颜的作用，有助于防治心血管病变。

火龙果+鸡肉　火龙果炒鸡丁具有健脾开胃、益气活血、降压瘦身等功效，尤其适宜肥胖型糖尿病人食用。

猕猴桃 修复和改善胰岛功能

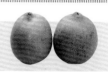

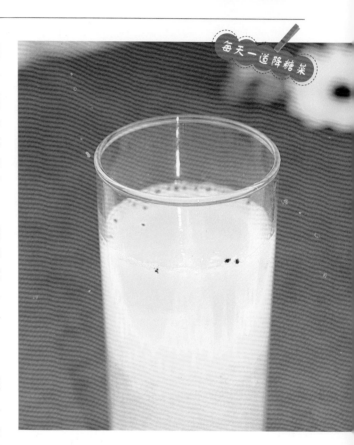

每天一道降糖菜

性味归经

性寒，味甘、酸，入脾经、胃经

降糖作用

猕猴桃中含有微量元素铬，能促进胰岛素的分泌与合成，改善胰岛功能，有调节血糖的作用；猕猴桃中还富含膳食纤维和果胶，能有效抑制餐后血糖上升。

营养价值

猕猴桃中富含维生素 C、B 族维生素、谷胱甘肽、肌醇、寡糖、蛋白质分解酵素、叶黄素、5-羟色胺、钙、磷、铁等成分，能迅速清除人体内的有害代谢产物，对便秘、白内障、抑郁症、心血管疾病等。

降糖巧搭配

猕猴桃+银耳 猕猴桃银耳汤具有清热润肺、生津止渴、祛躁排毒等功效，有助于糖尿病人改善燥热烦渴等症状。

猕猴桃+山药 猕猴桃可以与山药搭配制作沙拉，有助于糖尿病人改善食欲不振、心神不安、烦躁、血脂偏高等症状。

猕猴桃+酸奶 猕猴桃可以与酸奶搭配食用，能促进肠道中的益生菌生长，帮助糖尿病人改善便秘。

猕猴桃苹果汁

原料：猕猴桃2个，苹果1个，柠檬1/4个。

做法：

1 猕猴桃削皮，果肉切块；苹果削皮、去核，切块；柠檬削皮，取出果肉备用。

2 把所有原料放进榨汁机，加适量凉开水榨汁。

功效：

这道果汁具有清热润肺、生津止渴、利尿排毒、消脂降压等功效，有助于糖尿病人改善肺燥咳嗽、烦渴、小便不利、血脂和血压偏高、肥胖等症状。

食用宜忌

⊙猕猴桃不宜与牛奶搭配食用，容易引起消化不良、腹胀、腹痛、腹泻等症状。

柚子

修复胰岛细胞，抑制餐后血糖上升

性味归经

性寒，味甘、酸，入肺经、胃经

降糖作用

柚子中含有微量元素铬，能帮助修复人体胰岛细胞，促进胰岛素分泌，提高人体对葡萄糖的利用率；柚子中富含多种维生素和膳食纤维，能有效抑制餐后血糖上升，再加上柚子的升糖指数低，对糖尿病有很好的调理作用。

营养价值

柚子中富含维生素P、糖类、胡萝卜素、粗纤维、钾、钙、磷、有机酸、果胶等成分，有助于降低低密度脂蛋白水平，减少血黏度，软化血管，辅助防治血栓、动脉硬化等心血管疾病；并能促进人体对钙和铁的吸收，对贫血和骨质疏松也有辅助调理作用。

降糖巧搭配

柚子+洋葱　柚子可以与洋葱搭配榨汁或炒食，具有消脂降压、排毒通便等功效，兼有降血糖的作用。

柚子+蜂蜜　蜂蜜柚子汁、蜂蜜柚子茶均具有清热润肺、生津止渴、消脂降压、排毒通便等功效，有助于糖尿病人缓解肺燥咳嗽、烦渴等症状。

柚子+猪肉　柚子猪肉汤具有健胃消食、疏肝理气等功效，有助于糖尿病人改善食欲不振、消化不良，以及因肝气不舒引起的胸闷、肋骨胀痛等症状。

西红柿柚子汁

原料：柚子1/2个，西红柿2个。

做法：

1 柚子剥皮，去核，果肉备用；西红柿洗净，剥皮，去蒂，切块。
2 把所有原料放进榨汁机，加适量凉开水榨汁。

功效：

这道果蔬汁具有清热生津、润燥除烦等功效，并且含糖量低，有助于糖尿病人调理血糖。

食用宜忌

⊙ 高血压患者服药期间不宜食柚子，因为柚子容易与降压药中的某些成分发生化学反应，影响降压药的疗效。

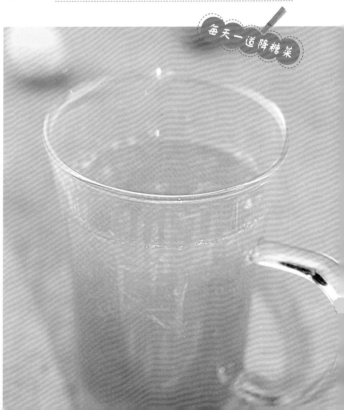

每天一道降糖菜

草莓 改善人体糖代谢，并且热量低

性味归经

性凉，味甘，入脾经、胃经、肺经

降糖作用

草莓中富含维生素 C、膳食纤维、果胶等成分，能够参与人体内的糖代谢，修复和改善胰岛功能，促进胰岛素分泌，有助于糖尿病人控制和稳定血糖。

营养价值

草莓中富含 B 族维生素、钙、镁、磷、钾、铁、有机酸、胺类物质等，能促进人体生长发育，对贫血、坏血病、动脉硬化、冠心病、便秘等均有辅助防治作用。

降糖巧搭配

草莓+牛奶 草莓榨汁后与牛奶冲兑食用，具有清热祛暑、利尿除烦、养心安神等功效，并能促进人体对维生素B_{12}的吸收。

草莓+酸奶 草莓可以与酸奶搭配食用，有助于糖尿病人改善便秘、食欲不振、视疲劳、视物模糊等症状。

草莓+百合 草莓可以与百合搭配煲汤，有助于改善糖尿病人肺燥咳嗽、小便不畅、烦渴、失眠等症状。

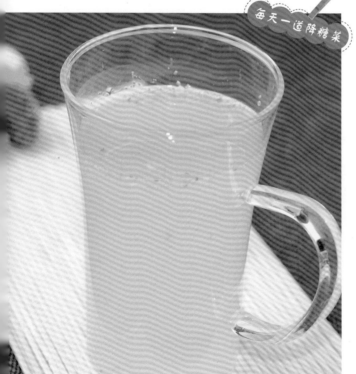

每天一道降糖菜

草莓杨桃汁

原料：草莓200克，杨桃1个。

做法：

1 草莓洗净去蒂；杨桃削去外皮，洗净切块。

2 把草莓和杨桃放进榨汁机中，加适量凉开水榨汁。

功效：

这道果汁具有清热利咽的功效，有助于糖尿病人改善咽喉肿痛、声音嘶哑、风热咳嗽等症状。

食用宜忌

⊙湿热内盛及尿路结石的人不宜多食。

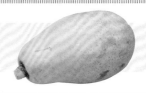

木瓜　修复和改善胰岛功能

每天一道降糖菜

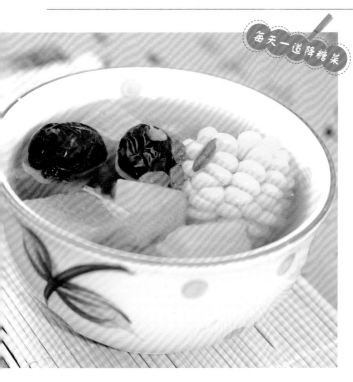

木瓜玉米汤

原料： 木瓜1个，玉米棒子2根。

辅料： 红枣、枸杞子各适量。

做法：

1　木瓜削皮，剖开除去籽粒，洗净切块。

2　玉米棒子洗净切段；红枣、枸杞子略微清洗。

3　把木瓜、玉米、红枣放进煲中，加适量水，烧沸后改小火煲40分钟，加入枸杞子继续煲20分钟即可。

功效：

这道汤具有清热祛躁、利水排毒、美容养颜等功效，有助于改善血糖，辅助调理冠心病、慢性肾炎等并发症。

食用宜忌

⊙ 木瓜不宜与虾搭配食用，容易引起腹痛、头痛、食物中毒等症状。

性味归经

性平，微寒，味甘，入肝经、脾经

降糖作用

木瓜中含有维生素 C 等成分，能够参与人体内的糖代谢，修复和改善胰岛功能，提高人体对葡萄糖的利用率，再加上它的热量偏低，且富含膳食纤维，有助于延缓餐后血糖上升。

营养价值

木瓜中含有蛋白质、氨基酸、蛋白质分解酶、不饱和脂肪酸、维生素 A、B 族维生素、维生素 E、番木瓜碱、钙、铁、钾等成分，有助于降血脂、降血压、辅助防治心血管疾病，兼有镇痛安神作用。

降糖巧搭配

木瓜+蘑菇　木瓜蘑菇汤具有清热排毒、润肠通便等功效，有助于增强免疫力，兼有美容瘦身作用。

木瓜+带鱼　木瓜烧带鱼具有滋补气血等功效，有助于改善气血不足、贫血、营养不良等症状。

木瓜+莲子　木瓜莲子汤具有清心、祛躁、安神等功效，有助于糖尿病人改善烦渴、失眠、冠心病、高血压等症状。

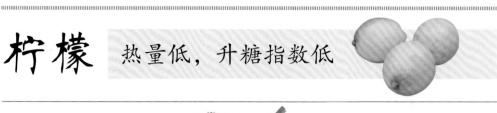

柠檬 热量低，升糖指数低

每天一道降糖菜

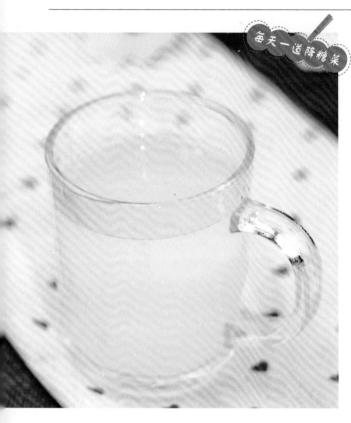

柠檬橙汁

原料：柠檬1个，橙子1个。

做法：

1 柠檬、橙子分别削皮，果肉备用。

2 把柠檬和橙子果肉放进榨汁机，加适量凉开水榨汁。

功效：

这道果汁具有健脾和胃、清热润肺、疏肝理气、消食化积等功效，有助于糖尿病人改善脾胃失调、缺乏食欲、肝气不舒、烦躁口渴等症状。

食用宜忌

⊙柠檬含有大量有机酸，胃溃疡、胃酸分泌过多的人不宜多食。

性味归经

性平，味酸、甘，入肝经、胃经

降糖作用

柠檬中富含维生素C，能参与人体内的糖代谢，帮助修复和改善胰岛功能；柠檬中糖类含量较低，热量不高，升糖指数低，且富含膳食纤维，有助于防止餐后血糖急剧上升。

营养价值

柠檬中富含B族维生素、维生素P、有机酸、钙、磷、铁、钾等成分，有助于增强食欲，促进消化，维持人体正常的生理机能，并有助于增强血管弹性和韧性，提高免疫力，兼有祛斑养颜的作用。

降糖巧搭配

柠檬+鸡翅 柠檬鸡翅有健脾开胃的作用，有助于糖尿病人改善食欲不振等症状。

柠檬+马蹄 柠檬可以与马蹄搭配煮汤或者榨汁，有助于调节血糖，并对高血压、心肌梗死等并发症有辅助调理作用。

柠檬+芦荟 柠檬可以与芦荟搭配榨汁，具有清热解毒、抗菌消炎等功效，有助于糖尿病人缓解口腔炎、口腔黏膜破损等症状。

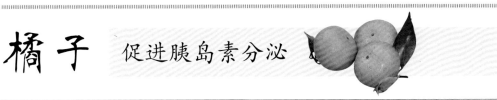

橘子　促进胰岛素分泌

性味归经

橘子性温，味甘、酸，入肺经、胃经

降糖作用

橘子中富含维生素C、胡萝卜素等成分，有助于修复和改善胰岛功能，提高人体对葡萄糖的利用率；橘子中还富含膳食纤维，能帮助延缓餐后血糖上升；而且橘子的热量和升糖指数也较低，有调节血糖的作用。

营养价值

橘子中富含B族维生素、胡萝卜素、果胶、柠檬酸、橙皮苷、钾、钙、镁、铁、锰、铜、硒等成分，有助于增强人体毛细血管的弹性、扩张心脏动脉，对冠心病、动脉硬化、高血压、高血脂等具有辅助调理作用；橘子还能促进排便，帮助人体消除疲劳，有抗老防衰的作用。

降糖巧搭配

橘皮+大米　橘皮可以与大米搭配熬粥，具有健脾益胃、理气化痰、消食化积、润肠通便等功效，有助于糖尿病人改善肠胃不适、便秘、消化不良、咳嗽等症状。

橘皮+绿茶　橘皮可以与绿茶搭配泡茶，具有和胃理气、止咳化痰、醒脑提神等功效。

橘皮+生姜　橘皮可以与生姜搭配煎水代茶饮，具有舒肝、解郁、止痛的功效，有助于改善妊娠气郁、情绪不好引起的腹痛症状。

橘叶水

原料：橘子叶约50克。

做法：

1 先把橘子叶反复搓洗干净，再用淘米水或者小苏打水浸泡3小时以上，彻底清除橘子叶上的农药等污物，最后用流水冲洗干净。

2 把橘子叶放进锅，加入适量水，烧沸后改小火煎煮15分钟，滤除橘子叶，水代茶饮。

功效：

橘叶水具有清热解毒、疏肝理气、润肺止咳等功效，有助于改善人体呼吸系统功能，帮助糖尿病人缓解感冒、支气管炎、肺燥咳嗽等症状。

食用宜忌

⊙橘子中含有果酸、维生素C，服用维生素K、磺胺类药物、安体舒通和补钾类药物时忌食。

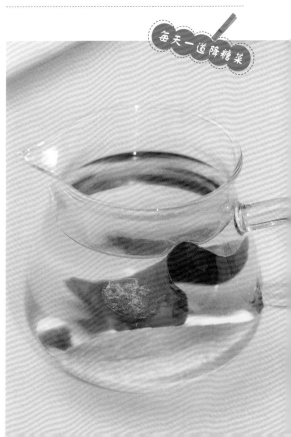

每天一道降糖菜

橙子

改善胰岛功能，
抑制血糖上升

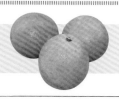

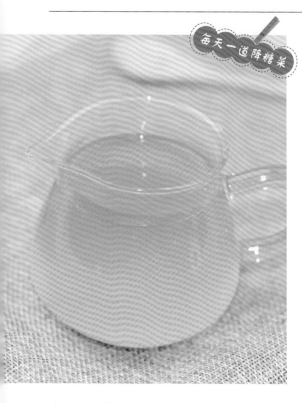

每天一道降糖菜

性味归经

性微凉，味甘、酸，入肺经

降糖作用

橙子中含有丰富的维生素 C，能够参与人体内的糖代谢，并与其他营养成分共同作用，帮助修复和改善胰岛功能；橙子中还富含膳食纤维和果胶，食后容易增加饱腹感，有助于防止餐后血糖急剧上升；橙子的升糖指数和热量较低，有助于维持血糖正常。

营养价值

橙子中富含 B 族维生素、胡萝卜素、钾、钙、镁、铁、锰、匀、硒等成分，能增加毛细血管弹性，降低血清胆固醇，辅助防治动脉硬化、高血压、冠心病等疾病；并有助于改善感冒咳嗽、食欲不振、胸腹胀痛等症状。

降糖巧搭配

橙子+橘子　橙子可以和橘子搭配榨汁。橘子中含有维生素P，能促进人体对维生素C的吸收，有助于增强免疫力，预防感冒。

橙子+食盐+蜂蜜　橙子果肉可以与少许食盐、蜂蜜一同煎水食用，具有健胃和中、生津液等功效，有助于改善胃气不和、呕恶少食、口干津少等症状。

橙子+白萝卜　橙子可以与白萝卜搭配榨汁，有助于人体排毒，改善消化不良、便秘等症状。

橙果茶

原料：橙子1个，红茶包1小袋，橙子果酱适量。
做法：

1 橙子剥皮，取出果肉掰碎。
2 红茶包放进茶壶中，沸水焖泡15分钟。
3 滤除红茶包，放入橙子果肉和橙子果酱，调匀即可。

功效：

这道茶具有健脾暖胃、疏肝理气等功效，有助于改善糖尿病人由于肝气不舒引起的胸胁胀痛等症状。

食用宜忌

⊙橙子不宜与虾搭配食用，容易刺激胃肠，引起消化不良、呕吐等症状。

石榴　抗糖尿，降血糖

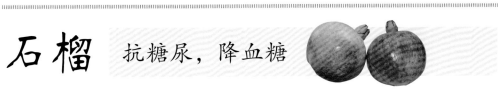

❀性味归经

性平，味甘、酸、涩，入大肠经、肾经

◉降糖作用

石榴中含有丰富的维生素C和微量元素铬，有助于修复受损的胰岛细胞，促进胰岛素分泌，提高人体对葡萄糖的利用率，抗糖尿、降血糖。

❀营养价值

石榴中含有丰富的有机酸、生物碱、氨基酸、糖类、B族维生素、胡萝卜素、钙、磷、钾等成分，能够促进消化，软化血管，养护肝脏，对黄疸性肝炎、哮喘、久泻等均有辅助调理作用。

⚖降糖巧搭配

石榴+猪肉　石榴膏葵肉具有健脾和胃、益气养血、清肝明止等功效，有助于糖尿病人改善脾胃失和、食欲不振、气血不足、视物模糊等症状。

石榴+草莓　石榴可以与草莓搭配榨汁，有助于改善糖尿病人燥热、烦渴、便秘、失眠等症状，兼有养颜作用。

石榴+银耳　石榴银耳汤具有清热祛躁、润肺排毒、养心安神等功效。

石榴汁

原料：石榴2个。

做法：

1 石榴剥皮，把籽粒取出放进榨汁机，加入适量凉开水榨汁。

2 滤汁去渣，盛入杯中即可饮用。

功效：

石榴汁能够增强食欲，促进消化，降胆固醇和甘油三酯，软化血管，有助于糖尿病人防治心血管病变。

食用宜忌

⊙ 石榴不宜与西红柿、西瓜、土豆搭配同食，会破坏维生素C，降低彼此的营养价值。

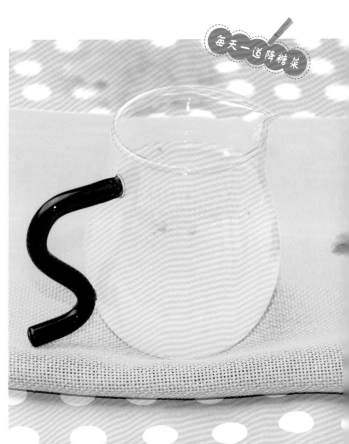

每天一道降糖菜

山楂 提高人体对葡萄糖的利用率

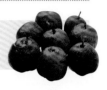

山楂胡萝卜汁

原料：山楂100克，胡萝卜200克。

做法：

1 山楂洗净后切开去除籽粒；胡萝卜削皮，洗净切块。

2 把山楂和胡萝卜放进榨汁机，加适量凉开水榨汁。

功效：

这道蔬果汁具有消脂降压、瘦身减肥等功效，有助于净化血液，保护血管，帮助糖尿病人改善高血压、高血脂、肥胖等症状。

食用宜忌

⊙ 山楂不宜与猪肝、柠檬、虾、海参等搭配食用，会影响人体对营养素的吸收，降低食物的营养价值。

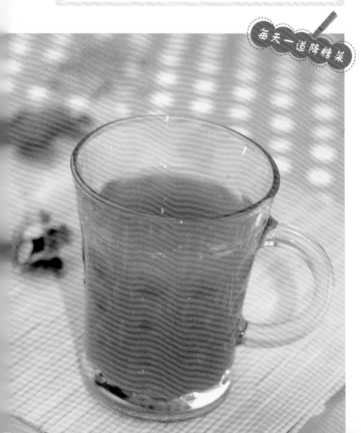

每天一道降糖菜

性味归经

性微温，味酸、甘，入脾经、肝经、肺经

降糖作用

山楂中含有胡萝卜素、维生素C、黄酮类物质、胆碱等成分，能促进胰岛素的分泌和合成，增强胰岛的敏感性，提高人体对葡萄糖的利用率，改善并维持血糖稳定。

营养价值

山楂中含有B族维生素、钙、磷、钾、铁、果酸等，有助于软化血管，辅助防治心血管疾病；山楂还有开胃消食、抗炎消肿、止咳平喘等功效，能增强食欲，促进消化，缓解腹痛、腹泻等症状。

降糖巧搭配

山楂+枸杞子 山楂可以与枸杞子搭配煲汤或煎水代茶饮，具有补肝强肾、明目养气等功效，有助于防治高血压、高血脂及眼底病变。

山楂+杜仲 山楂可以与杜仲搭配煲汤或煎水代茶饮，对糖尿病合并高血压具有辅助防治和调理作用。

山楂+决明子 山楂决明茶具有降血压、降胆固醇的作用，对糖尿病合并高血压、高脂血症具有辅助防治和调理作用。

干果

花生

健脾和胃，抑制血糖上升

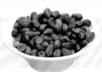

🌸 性味归经

性平，味甘，入脾经、肺经

🌀 降糖作用

花生中富含蛋白质、不饱和脂肪酸、膳食纤维等成分，能够促进胰岛素的分泌和合成，增强胰岛素的敏感性，提高人体对葡萄糖的利用率，延缓餐后血糖上升。

🍚 营养价值

花生中含有蛋白质、脂肪、糖类、维生素 A、B 族维生素、维生素 E、维生素 K、钙、磷、铁等成分，有助于软化血管、抗血栓，促进骨骼发育，辅助防治骨质疏松、动脉硬化、高血压等疾病；并有助于增强记忆力，抗老防衰。

⚖ 降糖巧搭配

花生+苦菊 花生可以和苦菊凉拌，具有清热解毒、凉血止血等功效，有助于糖尿病人防治心血管病变。

花生+鲫鱼 花生鲫鱼汤具有健脾和胃、益气养血等功效，有助于控制和调节血糖。

花生+菠菜 花生和菠菜可以搭配熬粥或凉拌，具有健脾开胃、养气补血等功效，能促进人体对维生素的吸收，防治缺铁性贫血。

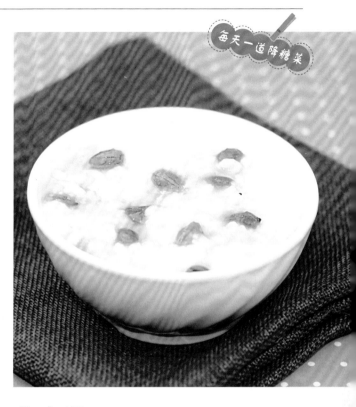

每天一道降糖菜

花生粥

原料：大米200克，花生仁100克。

做法：

1 大米、花生仁分别淘洗。

2 把大米和花生仁放进粥锅中，加适量水，烧沸后改小火熬煮至粥熟即可。

功效：

这道粥具有健脾和胃、养血通乳等功效，有助于糖尿病人改善脾虚、胃口差、贫血、气虚体衰等症状，并能促进乳汁分泌，尤其适宜糖尿病产妇食用。

食用宜忌

⊙花生不宜与黄瓜、螃蟹搭配同食，容易引起腹泻。

核桃　修复胰岛细胞，参与糖代谢

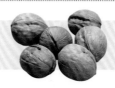

性味归经

性温，味甘，入肾经、肺经、大肠经

降糖作用

核桃中富含碳水化合物、蛋白质、不饱和脂肪酸、膳食纤维，有助于控制食欲，延缓餐后血糖急剧上升；并能促进胰岛素分泌，帮助修复受损的胰岛细胞，控制和稳定血糖。

营养价值

核桃中富含 B 族维生素、维生素 E、镁、钙、铁、锰、锌、钾、磷、硒等成分，有助于减少肠道对胆固醇的吸收，软化和保护血管，辅助防治心血管疾病；兼有乌发养颜、抗老防衰的作用。

降糖巧搭配

核桃+猪肝　核桃可以和猪肝搭配熬粥或煲汤，有助于糖尿病人改善肝肾不足、气血亏虚、头发早白、早衰、视物不清等症状。

核桃+鸡肉　核桃可以和鸡肉搭配熬粥或炒食，有助于改善糖尿病人食欲不振、脾胃失调、气血不足等症状。

核桃+香椿苗　核桃仁可以和香椿苗一起凉拌，有助于糖尿病人改善肾阳虚衰、腰膝冷痛、遗精阳痿、脱发早衰等症状。

核桃豆浆

原料：黄豆、核桃仁各1量杯。

做法：

1 黄豆淘洗后浸泡至膨胀变软。

2 核桃仁略微清洗备用。

3 把黄豆和核桃仁放进豆浆机中，加适量水打成豆浆。

功效：

这道豆浆具有滋阴补肾、益气养血、健脾和胃等功效，有助于糖尿病人调节血糖，改善脾胃失和、气血不足、营养不良、早衰、肾虚等症状。

食用宜忌

⊙ 核桃不宜与白酒搭配同食，容易引起血热；核桃也不宜与野鸡肉、野鸭肉搭配同食，容易引起消化不良、腹泻等症状。

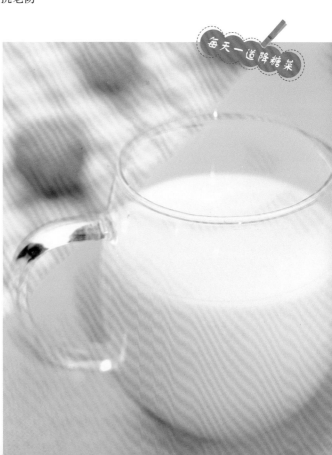

每天一道降糖菜

腰果

参与糖代谢，促进胰岛素分泌

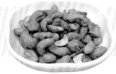

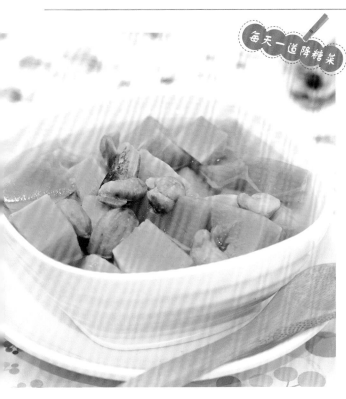

南瓜腰果汤

原料： 老南瓜300克，腰果250克。

做法：

1　老南瓜洗干净后切小块；腰果略微清洗。

2　把南瓜和腰果放进汤锅中，加适量水，烧沸后改小火熬煮至南瓜熟烂。

功效：

这道汤富含多种维生素、膳食纤维、钙、磷、铁、铬、镁、锌等，具有益气补血、润肠通便的功效，对血糖有良好的调节作用。

食用宜忌

⊙腰果中的油脂含量较高，糖尿病合并胆囊疾病及肠炎腹泻的人士不宜多食。

🌼 性味归经

性平，味甘，入肾经、脾经

🌀 降糖作用

腰果富含蛋白质、碳水化合物、不饱和脂肪酸等，食后容易增加饱腹感，有助于控制食欲，避免餐后血糖急剧升高；腰果所含铬、镁、硒等成分，能帮助修复受损的胰岛细胞，促进胰岛素分泌，控制和稳定血糖。

🥄 营养价值

腰果中含有维生素A、B族维生素、维生素E等成分，有助于清除人体内的氧自由基，净化血液，软化血管，辅助防治心血管疾病；常食能够强身健体，消除疲劳，延年益寿。

⚖ 降糖巧搭配

腰果+西蓝花　腰果炒西蓝花有助于糖尿病人改善早衰、头发早白、便秘等症状，辅助防治高血压、高血脂、动脉硬化等并发症。

腰果+西芹　腰果可以和西芹凉拌，有助于糖尿病人改善肾虚、便秘、高血压、肥胖等症状。

腰果+虾仁　腰果熘虾仁对糖尿病人肾虚、体虚、筋骨痿弱、腰膝酸软、骨质疏松、气血不足等具有辅助调理作用。

板栗 参与糖代谢，抑制餐后血糖上升

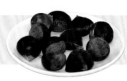

每天一道降糖菜

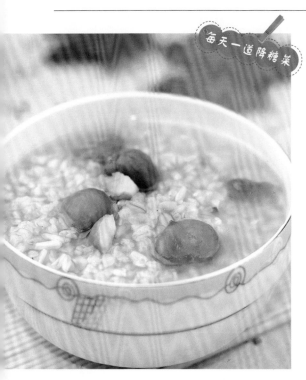

栗子杂粮粥

原料： 糙米、燕麦、栗子各100克。

做法：

1 糙米、燕麦淘洗后用清水浸泡3小时以上。

2 栗子略微清洗后切碎。

3 把所有原料放进粥锅，加适量水，烧沸后改小火熬煮至粥熟。

功效：

这道粥具有滋阴祛躁、清热润肠、通便排毒等功效，有助于糖尿病人改善便秘、燥热、高血脂、高血压、肥胖等症状。

食用宜忌

⊙板栗不宜与牛肉搭配食用，容易引起消化不良、呕吐等症状。

性味归经

性温，味甘，入肾经、脾经、胃经

降糖作用

栗子中富含蛋白质、淀粉、膳食纤维等，食后容易增加饱腹感，有助于控制食欲，延缓餐后血糖上升；栗子中还含有维生素C、钾、镁、铜等成分，能够参与人体内的糖代谢，促进胰岛素分泌，加强胰岛素和胰岛素受体的结合，从而帮助维持血糖的稳定。

营养价值

栗子中含有丰富的不饱和脂肪酸、叶酸、B族维生素、维生素E、铁、磷等成分，能够促进血液循环和新陈代谢，辅助防治心血管疾病；并且对由于肾虚引起的腰膝酸软、腰腿不利、小便增多，以及脾胃虚寒引起的慢性腹泻等，均有辅助调理作用。

降糖巧搭配

板栗+鸡肉 板栗可以和鸡肉一同烧、炖或煲汤，有助于糖尿病人改善脾胃虚弱、倦怠乏力等症状。

板栗+猪肉 板栗可以和猪肉一起焖或者红烧，有助于糖尿病人改善食欲不振、久咳少痰等症状，对糖尿病合并肺燥型慢性气管炎具有辅助调理作用。

板栗+大白菜 板栗可以和大白菜一起烧、烩，有助于糖尿病人改善便秘、肥胖、面部雀斑和黑眼圈症状，尤其适宜肥胖型糖尿病人食用。

西瓜子

调节免疫功能，促进胰岛素分泌

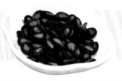

🌿 性味归经

性平，味甘，入肺经、肠经、胃经

◎ 降糖作用

西瓜子中富含不饱和脂肪酸以及微量元素锌，有助于调节人体免疫功能，促进胰岛素分泌，帮助修复受损的胰岛细胞，降低和稳定血糖。

🥄 营养价值

西瓜子中富含蛋白质、B族维生素、维生素E、钾、铁、磷、硒、钙等成分，有清肺化痰、健胃通便的作用，有助于改善咳嗽痰多、咯血、便秘、缺乏食欲等症状，对心血管疾病有辅助调理作用。

⚖ 降糖巧搭配

西瓜子+甘草　西瓜子仁可以和甘草搭配煎水代茶饮，具有清热解毒、润肠通便的功效，有助于糖尿病人改善慢性咳喘、气管炎等症状。

西瓜子+绿茶　西瓜子可以和绿茶搭配食用，有清热生津的功效，能促进人体对西瓜子仁中的营养成分的吸收。

西瓜子+大米　西瓜子仁可以与大米搭配熬粥，有助于改善糖尿病人的相关症状。

西瓜子粥

原料：大米150克，西瓜子仁50克，食盐少许。

做法：

1 西瓜子仁略微清洗；大米淘洗后用清水浸泡30分钟。

2 把大米、西瓜子仁放进粥锅，加适量水，烧沸后改小火熬煮至粥熟，加入食盐调味，稍焖片刻即可。

功效：

这道粥具有清热祛火、润燥除烦等功效，有助于糖尿病人缓解烦渴、肺燥咳嗽、便秘等症状。

食用宜忌

⊙ 西瓜子过量食用容易伤肾，糖尿病合并肾脏疾病的人士慎食。

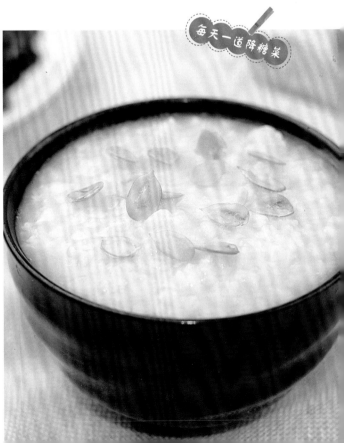

每天一道降糖菜

甜杏仁 改善人体糖耐量，调节血糖

杏仁米糊

原料：大米、甜杏仁各1量杯。

做法：

1 大米淘洗后，用清水浸泡至软；杏仁略微淘洗。

2 把大米和杏仁一起放进豆浆机，加适量水，启动米糊键，直到豆浆机提示米糊做好。

功效：

这道米糊具有健脾开胃、润肺化痰等功效，有助于糖尿病人调理脾胃，增强食欲，促进消化，尤其适宜消化不良的人士食用。

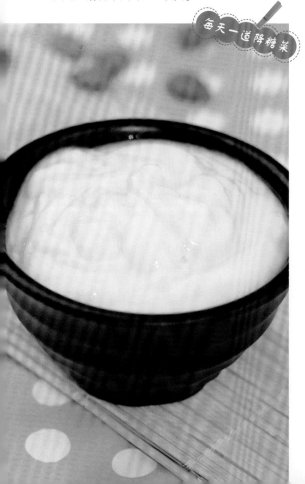

每天一道降糖菜

性味归经

性辛、味甘，入肺经、脾经、大肠经

降糖作用

杏仁中富含蛋白质、不饱和脂肪酸、膳食纤维等成分，有助于控制食欲，防止餐后血糖急剧上升；杏仁中含维生素C，能参与人体内的葡萄糖代谢，促进胰岛素分泌，改善人体对葡萄糖的耐受量，帮助调节血糖。

营养价值

杏仁中富含糖类、胡萝卜素、B族维生素、维生素C、维生素P、钙、磷、铁等成分，有助于降低胆固醇，清除自由基，辅助防治心血管疾病。杏仁还有润肺止咳滑肠的作用，对干咳无痰、肺虚久咳等也有缓解作用。

降糖巧搭配

杏仁+胡桃仁　杏仁可以和胡桃仁搭配熬粥或者制作米糊，具有滋肾养肺、止咳平喘等功效，有助于糖尿病人改善喘咳、肺肾两虚、干咳无痰、少气乏力、阴虚血亏等症状。

杏仁+菠菜　杏仁可以和菠菜搭配凉拌，具有清热润肺、润肠通便等功效，有助于糖尿病人改善便秘、肺燥咳嗽等症状。

杏仁+红茶　杏仁可以和红茶搭配食用，有助于糖尿病人改善疲劳乏力、精神不振、缺乏食欲等症状。

食用宜忌

⊙ 杏仁不宜与猪肉同食，容易引起腹痛；杏仁也不宜与小米同食，容易引起呕吐、腹泻。

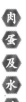

肉蛋及水产

乌鸡

清除自由基，改善胰岛功能

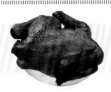

每天一道降糖菜

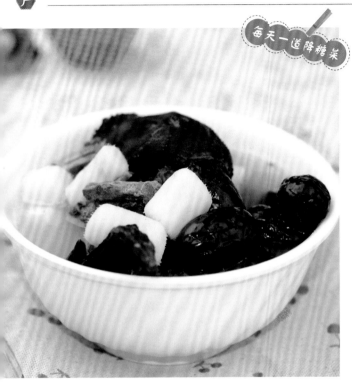

山药红枣乌鸡汤

原料： 乌鸡1只，山药200克，红枣100克。

辅料： 食盐、姜片、料酒各适量。

做法：

1　乌鸡洗净焯水；山药削皮，洗净切块；红枣洗净切开。

2　把乌鸡、山药、红枣、姜片一起放进汤锅，加少许料酒和适量水，大火烧沸后改小火煲1小时左右。

3　加入食盐调味即可。

功效：

这道汤具有健脾开胃、益气养血等功效，能够帮助糖尿病人调节血糖，改善气血不足、贫血等症状。

食用宜忌

⊙乌鸡忌与鲫鱼、兔肉、虾搭配食用，容易引起中毒。

🌸 性味归经

性平，味甘，入肝经、肾经

💧 降糖作用

乌鸡中富含蛋白质、多种维生素和矿物元素，有助于净化血液，修复和改善胰岛细胞功能，促进胰岛素的合成和分泌，控制和稳定血糖。

🍲 营养价值

乌骨中含有黑色素、B族维生素、维生素E、钾、铁、磷等成分，胆固醇和脂肪的含量极低，有助于滋养肝肾、养血益精、健脾固冲，对骨质疏松、佝偻病、缺铁性贫血等具有辅助调理作用。

⚖ 降糖巧搭配

乌鸡+山药　乌鸡和山药可以搭配煲汤，有助于改善糖尿病人气血不足等症状。

乌鸡+红枣　乌鸡和红枣搭配煲汤，具有滋阴补血等功效，有助于糖尿病人改善阴虚血亏、燥热烦渴、失眠等症状。

乌鸡+黑木耳　乌鸡和黑木耳搭配煲汤，具有活血补血等功效，对糖尿病人气血亏虚、缺铁性贫血及心血管疾病等有辅助调理作用。

鸭肉 软化血管，调节血糖

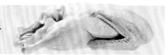

性味归经

性寒，味甘，入脾经、胃经、肺经、肾经。

降糖作用

鸭肉中富含不饱和脂肪酸、镁、锰、锌、铜、维生素等成分，能有效参与人体内的糖代谢，促进胰岛素分泌，软化血管，调节血糖。

营养价值

鸭肉富含蛋白质、钙、磷、钾、钠、硒、铜等成分，有助于改善体质虚弱、食欲不振、发热、大便干燥、水肿等症状，并对动脉硬化、高血压、心肌梗死等心血管疾病也有辅助防治作用。

降糖巧搭配

鸭肉+山药 鸭肉可以和山药搭配熬粥或煲汤，具有滋阴养肺的功效，有助于糖尿病人改善阴虚燥热等症状。

鸭肉+酸菜 酸菜鸭肉汤、酸菜鸭肉面具有清肺补血、利尿消肿等功效，有助于糖尿病人改善肺燥、气血不足、小便不利、水肿等症状。

鸭肉+生姜 鸭肉可以和生姜搭配炒、焖或熬粥，有助于降血压和胆固醇，辅助调理心血管疾病。

泡椒炒鸭肉

原料：鸭肉350克，泡椒、泡菜各100克。

辅料：食盐、酱油、料酒、葱段、蒜粒、姜片、花椒各适量。

做法：

1 鸭肉洗净后剁成小块，焯水后洗净浮沫；泡椒洗净切碎；泡菜洗净切片。

2 炒锅烧热，放入鸭肉煸炒出油，待肉色呈金黄色，倒入料酒，加入食用油、食盐，放入花椒、葱段、蒜粒、姜片继续煸炒出香味。

3 放入泡椒和泡菜继续翻炒至肉熟即可。

功效：

这道菜具有清热去火、健脾开胃等功效，有助于糖尿病人改善食欲不振等症状。

食用宜忌

⊙鸭肉忌与甲鱼同食，容易引起水肿腹泻。

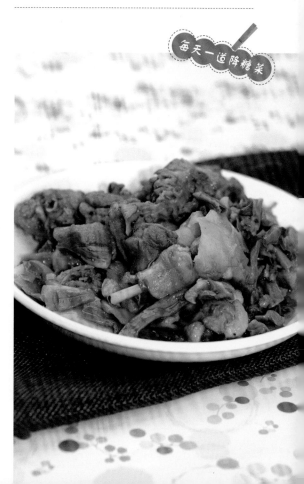

每天一道降糖菜

牛肉

修复胰岛细胞，控制血糖

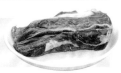

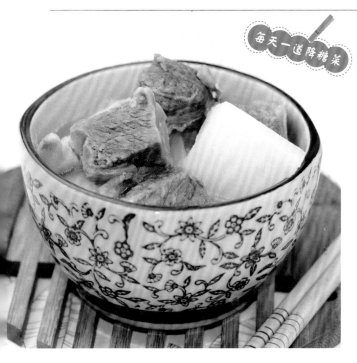

每天一道降糖菜

🌿 性味归经

性平，味甘，入脾经、胃经

🌀 降糖作用

牛肉中富含微量元素锌和硒，有助于修复受损的胰岛细胞，改善胰岛功能，促进胰岛素的合成和分泌，提高胰岛素的敏感性和人体对葡萄糖的利用率，控制和稳定血糖。

🥗 营养价值

牛肉中富含蛋白质、维生素 A、B 族维生素、维生素 E、钙、磷、铁、钾、钠、镁、铜、锰、碘等成分，有助于人体恢复疲劳，还能促进人体对钙的吸收，有效防治骨质疏松。

⚖️ 降糖巧搭配

牛肉+菜花　牛肉可以和菜花搭配烧、炒或煮汤，能促进人体对牛肉中维生素B$_{12}$的吸收。

牛肉+土豆　牛肉可以和土豆一起烧、炖，具有健脾和胃的功效，有助于保护人体胃黏膜，促进人体对营养素的吸收。

牛肉+南瓜　牛肉可以和南瓜一起炖或煮汤，具有健脾益气、清热解毒、利尿止痛等功效，对动脉硬化、胃溃疡、十二指肠溃疡等并发症有辅助调理作用。

牛肉炖萝卜

原料：牛腩500克，白萝卜250克。

辅料：食盐、葱段、姜片、香菜碎各适量。

做法：

1 牛腩洗净后切小块并焯水；白萝卜洗净后切块。

2 把牛肉、葱段、姜片一起放进汤锅，加适量水，大火烧沸后改小火煲至牛肉约八成熟。

3 放入萝卜烧沸后继续煲至牛肉熟烂。

4 加入食盐调味，撒上香菜碎即可。

功效：

这道汤具有清热降火、生津止渴、利尿消炎等功效，有助于糖尿病人改善水肿、小便不利、燥热烦渴等症状。

食用宜忌

⊙牛肉不宜与橘子同食，会影响人体对营养素的吸收，降低牛肉和橘子的营养价值。

蛤蜊 修复胰岛功能，防治并发症

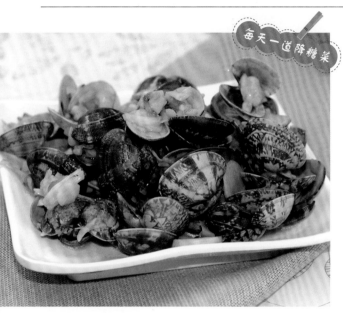

每天一道降糖菜

酒香蛤蜊

原料：蛤蜊500克。

辅料：蒜片、干红辣椒段、生抽、清酒、黄油、葱花、食用油各适量。

做法：

1 蛤蜊放入盐水中浸泡2小时以上，让其吐尽泥沙，并将外壳刷洗干净，沥水备用。

2 炒锅烧热倒油，放入辣椒段、蒜片爆香，放入蛤蜊，倒入清酒，盖上锅盖煮至蛤蜊开口。

3 加入黄油、生抽，翻炒至黄油全部融化，撒上葱花炒匀即可。

功效：

这道菜具有健脾开胃、降血糖的作用，有助于糖尿病人改善食欲不振等症状。

食用宜忌

⊙蛤蜊不宜与芹菜搭配食用，会影响人体对维生素的吸收。

性味归经

性寒，味甘、咸，入胃经

降糖作用

蛤蜊中含有微量元素硒，有助于修复和改善胰岛功能，促进人体对葡萄糖的吸收和利用，对糖尿病并发心血管疾病、肝肾病变等有辅助调理作用。

营养价值

蛤蜊中富含蛋白质、脂肪、碳水化合物、碘、钙、磷、铁、B族维生素、牛磺酸等，而且脂肪含量低，能够促进胆固醇的代谢，帮助胆汁合成，改善恶性贫血、骨质疏松、焦虑、抑郁等症状。

降糖巧搭配

蛤蜊+豆腐 蛤蜊可以和豆腐搭配做汤，具有清热解毒、滋阴润燥、祛除热寒的功效，兼有美容作用。

蛤蜊+鸡蛋 蛤蜊可以和鸡蛋一起炒、炖或蒸蛋羹，具有清热降火、滋阴润燥、软坚散结、利水解毒等功效，有助于糖尿病人缓解阴虚内热、五心烦热等症状。

蛤蜊+冬瓜 蛤蜊可以和冬瓜搭配煲汤，具有清热降火、消脂瘦身、利尿排毒等功效，尤其适宜血脂偏高及肥胖型糖尿病人食用。

鱿鱼 参与糖代谢，防治并发症

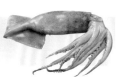

芹香鱿鱼圈

原料：鱿鱼300克，芹菜250克，红椒1个。

辅料：食用油、食盐、鸡精、姜片、蒜片、料酒、水淀粉各适量。

做法：

1 鱿鱼去除内脏，撕掉皮，剪掉鱿鱼须，洗净后沥干水分，然后切圈，用食盐、料酒、姜片拌匀腌15分钟后焯水，除去腥味，再沥水备用。

2 芹菜洗净切段后焯水断生；红椒洗净切丝。

3 炒锅烧热倒油，放入姜片、蒜片、红椒丝爆香，倒入鱿鱼圈和生粉水快速翻炒1分钟。

4 倒入芹菜段炒匀，再加入食盐、鸡蛋炒匀即可。

功效：

这道菜有助于糖尿病人改善食欲不振、高血压、高血脂症状，兼有减肥养颜作用。

食用宜忌

⊙鱿鱼不宜与冬瓜搭配食用，容易引起身体不适，降低鱿鱼的营养价值。

每天一道降糖菜

性味归经

性平，味咸，入肝经、肾经

降糖作用

鱿鱼的脂肪含量及热量较低，有助于延缓餐后血糖上升；而且鱿鱼中富含微量元素硒、碘、锰、铜等，能参与人体内的糖代谢，促进胰岛素合成和分泌，减少糖尿病人罹患各种并发症的风险。

营养价值

鱿鱼中富含蛋白质、氨基酸、钙、磷、铁、钾、碘、硒、多肽、牛磺酸等成分，能够促进人体骨骼发育，改善造血机能和肝脏功能，缓解疲劳，恢复视力，兼有抗病毒、抗辐射的作用。

降糖巧搭配

鱿鱼+猪蹄 鱿鱼和猪蹄可以一起焖、炖或煲汤，有助于糖尿病人改善营养不良、气血双亏、贫血等症状。

鱿鱼+黑木耳 鱿鱼炒黑木耳具有清肠排毒的功效，有助于糖尿病人防治各种并发症。

鱿鱼+香菇 鱿鱼可以和香菇一起炒或者煲汤，具有清热补血、抗老防衰等功效，有助于糖尿病人改善燥热、气血不足等症状。

鲫鱼

促进胰岛素分泌，防止并发症

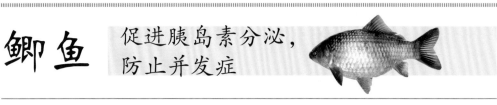

性味归经

性平，味甘，入胃经、肾经

降糖作用

鲫鱼中富含蛋白质及锌、硒、镁等，能够参与人体内的糖代谢，改善胰岛功能，促进胰岛素分泌，提高人体对葡萄糖的利用率，辅助防治糖尿病肝肾病变和心脑血管病变。

营养价值

鲫鱼中富含氨基酸、不饱和脂肪酸、多糖、钙、磷、钾、卵磷脂等成分，有助于补肝明目、健脑益智、辅助防治肝炎、肾炎、高血压、心脏病、慢性支气管炎等疾病，并能促进产妇乳汁分泌，兼有祛皱养颜的作用。

降糖巧搭配

鲫鱼+豆腐　鲫鱼可以和豆腐一起煲汤，有助于改善糖尿病人脾胃失和、肺燥烦渴等症状。

鲫鱼+黑木耳　鲫鱼可以和黑木耳一起煲汤，具有清热降火、润肠排毒等功效，兼有抗老防衰的作用。

鲫鱼+黄豆芽　鲫鱼可以和黄豆芽一起煲汤，具有清热、健脾、利水、通乳的功效，尤其适宜妊娠糖尿病人和糖尿病产妇食用。

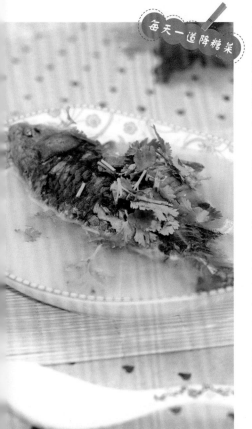

每天一道降糖菜

奶白鲫鱼汤

原料： 鲫鱼1条，豆腐250克。

辅料： 食用油、食盐、鸡精、葱段、姜片、料酒、胡椒粉各适量。

做法：

1 鲫鱼洗净后用食盐、料酒腌10分钟；豆腐切块。

2 炒锅烧热倒油，放入鲫鱼煎至鱼身两面呈金黄色，放入葱段、姜片，加入适量开水，大火煲10分钟，然后改小火煲40分钟。

3 放入豆腐块继续煲5分钟，加入食盐、胡椒粉、鸡精调味即可。

功效：

这道汤具有滋阴润燥、生津止渴、益气补虚等功效，有助于糖尿病人控制血糖，改善气血亏虚、烦渴、燥热、阴虚等症状。

食用宜忌

⊙鲫鱼不宜与冬瓜搭配同食，二者均有较强的利水作用，容易引起脱水。

带鱼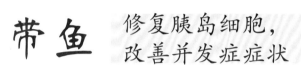

修复胰岛细胞，
改善并发症症状

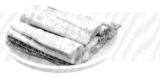

🌿 性味归经
性平，味甘，入胃经

🍵 降糖作用
带鱼中富含不饱和脂肪酸和硒、镁等成分，有助于降低人体内的胆固醇和甘油三酯，修复和改善胰岛功能，促进胰岛素合成与分泌，控制和稳定血糖。

🍲 营养价值
带鱼中富含蛋白质、铁、钙、锌、B族维生素、维生素A等成分，不仅能够促进大脑发育，还有助于防治心血管疾病，并对白血病、胃癌、淋巴肿瘤等也有辅助防治作用。

⚖ 降糖巧搭配

带鱼+豆腐　带鱼可以和豆腐一起炖，有助于防治骨质疏松，尤其适宜中老年糖尿病人食用。

带鱼+白菜　带鱼可以和白菜一起炖、烧，具有清热解毒、消脂瘦身等功效，对糖尿病合并高血脂具有辅助调理作用。

带鱼+荸荠+黑木耳　带鱼可以和荸荠、黑木耳一起煲汤，具有滋阴益气、养血补虚、润肠排毒、消脂瘦身等功效，常食能增强糖尿病人的免疫力。

酥炸带鱼

原料：带鱼500克，鸡蛋1个。

辅料：花椒、葱段、姜片、食盐、食用油、面粉各适量。

做法：

1 带鱼去鳞抠腮，洗净切段，用食盐、花椒、葱段、姜片拌匀后腌20分钟；鸡蛋磕入碗中，搅散成蛋液，加适量水和面粉调匀成面糊。

2 炒锅烧热倒油，将带鱼均匀裹上面糊后放进油锅中炸熟即可。

功效：

这道菜有健脾开胃的功效，有助于糖尿病人改善食欲不振等症状。

食用宜忌

⊙湿疹和皮肤过敏的人不宜多食。

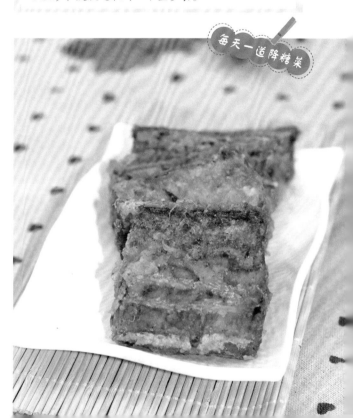

每天一道降糖菜

鳕鱼 净化血液，控制血糖

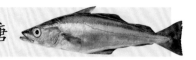

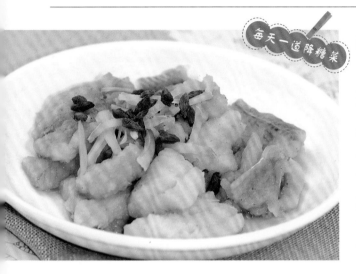

每天一道降糖菜

清蒸鳕鱼

原料：鳕鱼300克。

辅料：枸杞子、葱丝、姜丝、料酒、生抽、白胡椒粉、鸡油各适量。

做法：

1 鳕鱼洗净沥水，切成大小适中的块，用少许料酒、白胡椒粉拌匀后略腌；然后取部分葱丝和枸杞子放入小碗，加入少许清水浸泡。

2 把腌好的鳕鱼放进碗中，放入葱丝和姜丝，淋上生抽，加一勺鸡油。

3 蒸锅中加水烧沸，放入步骤2中的鳕鱼，大火蒸4~5分钟，关火后再焖2分钟，然后取出，放入葱丝和枸杞子点缀即可。

功效：

这道菜肉质鲜美，富含营养，不仅能满足人体对营养成分的需求，还有助于糖尿病人控制和调节血糖，辅助防治心血管疾病，并能促进儿童大脑发育。

食用宜忌

⊙鳕鱼不宜与红酒搭配烹饪，容易产生腥味。

性味归经

性平，味甘，入肝经、肾经

降糖作用

鳕鱼不仅热量低，还富含多种维生素、镁、锌等营养成分，能参与人体内的糖代谢，促进胰岛素的分泌与合成，有助于降低和稳定血糖。

营养价值

鳕鱼中含有丰富的维生素A、维生素D、维生素E、不饱和脂肪酸等成分，有助于防治高血压、心肌梗死等疾病；鳕鱼中还含有儿童发育必需的各种氨基酸，并且容易被人体消化吸收，再加上它低脂肪、高蛋白、刺少，尤其适宜老年糖尿病人和儿童糖尿病人食用。

降糖巧搭配

鳕鱼+香菇 香菇蒸鳕鱼有助于增强人体免疫力，还具有健脑补脑的作用，尤其适宜儿童糖尿病人食用。

鳕鱼+豆腐 鳕鱼可以和豆腐一起炖，或者煲汤，能促进人体对蛋白质的吸收，有助于提高糖尿病人的免疫力。

鳕鱼+西蓝花 鳕鱼和西蓝花可以一起炒，或者搭配做沙拉，有助于净化血液，通便排毒，辅助调理糖尿病并发症。

海参 降低血糖活性，维持血糖稳定

性味归经

性微寒，味甘、咸，入肺经、肾经、大肠经

降糖作用

海参中含有一种名叫刺参黏多糖的成分，在人体中能降低血糖活性，抑制糖尿病的发生；海参中还含有微量元素钾、钒，能参与人体内的糖代谢，能修复受损的胰岛细胞，有助于维持血糖稳定。

营养价值

海参中富含蛋白质、钙、磷、铁、锌、B族维生素、氨基酸、牛磺酸等成分，能够促进血液循环和新陈代谢，增强人体免疫功能，消除疲劳，改善失眠、健忘等症状，并有防治肿瘤的作用。

降糖巧搭配

海参+羊肉 海参可以和羊肉一起煲汤，具有养血润燥等作用，有助于糖尿病人改善失眠、健忘、气血亏虚、贫血等症状。

海参+黑木耳 海参烧黑木耳具有滋阴养血、润燥滑肠等作用，有助于糖尿病人改善便秘、产后血虚津亏等症状。

海参+鸡蛋 海参可以和鸡蛋搭配煲汤或者蒸蛋羹，具有清热润燥、滋阴补血等功效，有助于糖尿病人改善营养不良、阴虚血亏等症状。

每天一道降糖菜

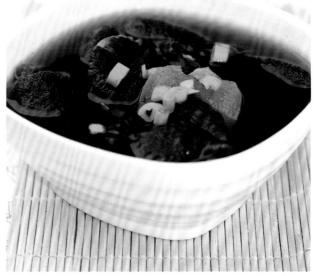

香菇海参汤

原料：泡发的海参250克，鲜香菇100克。

辅料：食盐、葱花、姜片各适量。

做法：

1 海参洗净；香菇洗净后，将菌伞和菌根分开，菌伞四等分，菌根切片。

2 把海参、香菇、姜片一起放进汤锅，加适量水，烧沸后改小火煲1小时，调入食盐，撒上葱花即可。

功效：

这道汤有助于增强体质，提高免疫力，防治感冒。

食用宜忌

⊙ 烹饪海参不宜加醋，因为醋会使海参中的蛋白质凝结紧缩，影响口感。

海带 改善糖耐量，防治并发症

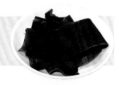

性味归经

性寒，味咸，入肝经、胃经、肾经

降糖作用

海带中富含优质蛋白、不饱和脂肪酸、海带多糖等成分，能够参与人体内的糖类代谢，促进胰岛素分泌；海带富含碳水化合物、膳食纤维，有助于延缓餐后血糖上升；海带热量低，脂肪含量较低，有助于糖尿病人防治各种并发症。

营养价值

海带中富含维生素C、钙、铁、碘、镁、锌、甘露醇等成分，能促进人体排毒，并对肾功能衰竭、老年性水肿、药物中毒、动脉硬化、高血压、慢性肝炎、慢性支气管炎、贫血、甲状腺机能减退等，均有辅助调理作用。

降糖巧搭配

海带+豆腐 海带可以和豆腐一起炖或者煲汤，有助于维持人体内的碘平衡，帮助糖尿病人防治甲状腺功能低下等病症。

海带+大白菜 海带可以和大白菜一起炖，煲汤或者凉拌，具有清热解毒、润肠通便、软坚散结等功效，有助于防治肿瘤病变。

海带+猪排骨 海带可以和猪排骨一起煲汤，具有健脾养胃、清热排毒、润肤抗衰的作用，能增强糖尿病人的免疫力。

凉拌海带丝

原料： 海带丝100克，胡萝卜50克。

辅料： 食盐、蒜末、干红辣椒、生抽、醋、香菜碎、食用油各适量。

做法：

1 海带丝用清水浸泡1小时后洗净；胡萝卜削皮，洗净切丝；然后分别焯水断生。

2 把蒜末、生抽、醋、食盐盛入小碗中拌匀成调味汁。

3 炒锅烧热倒油，放入辣椒爆香后，将辣椒油倒入调味汁中拌匀。

4 把海带丝、胡萝卜丝盛入盘中，放入香菜碎，浇淋上辣椒蒜油调味汁拌匀即可。

功效：

这道菜有健脾开胃的作用，能够帮助糖尿病人改善食欲不振的症状，并有助于降血压、降血脂，瘦身减肥。

食用宜忌

⊙海带不宜与猪血搭配食用，容易引起便秘。

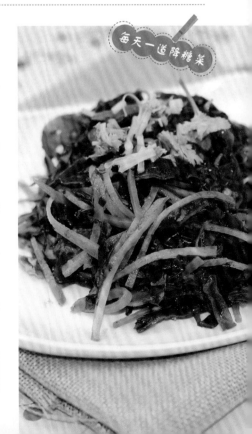

每天一道降糖菜

紫菜

降低空腹血糖，修复胰岛细胞

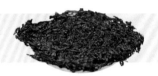

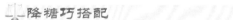

性味归经

性寒，味甘、咸，入肺经

降糖作用

紫菜中富含多糖和微量元素硒。多糖能帮助人体降低空腹血糖；硒能够参与人体内的糖代谢，促进胰岛素的合成和分泌，帮助控制和稳定血糖。

营养价值

紫菜中富含蛋白质、胡萝卜素、B族维生素、维生素C、胆碱、氨基酸、碘、钙、磷、铁、镁等成分，有助于增强人体免疫功能，促进骨骼和牙齿生长，改善水肿、甲状腺肿大等症状，兼有防癌作用。

降糖巧搭配

紫菜+鸡蛋 紫菜鸡蛋汤能够促进人体对维生素B$_{12}$和钙的吸收，并有助于糖尿病人改善健忘、烦热、失眠等症状。

紫菜+紫甘蓝 紫菜可以和紫甘蓝搭配做汤、寿司或者沙拉，能够促进人体对维生素、微量元素等营养素的吸收。

紫菜+白萝卜 紫菜可以和白萝卜搭配做汤，具有清肺止咳、利水排毒等功效，有助于糖尿病人改善咳嗽、水肿、便秘等症状。

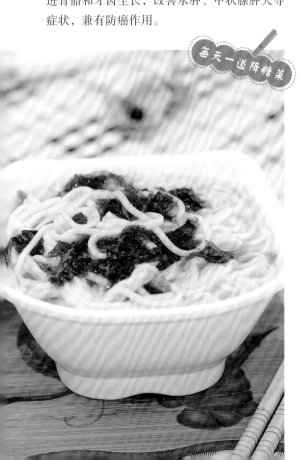

每天一道降糖菜

紫菜面

原料：面条150克，紫菜30克。

辅料：食盐、高汤、葱花、味精各适量。

做法：

1 紫菜切碎备用。

2 锅中加入高汤烧沸，放入面条改中小火煮至九成熟，加入紫菜继续煮1分钟。

3 加入食盐调味，撒上葱花即可。

功效：

这道面食富含碳水化合物、钙、磷、镁、碘、铁等成分，还有助于控制血糖，促进骨骼发育，尤其适宜儿童糖尿病人食用。

食用宜忌

⊙紫菜富含碘，如长期过量食用，容易诱发甲亢，所以不宜多食。

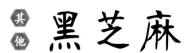

其他 黑芝麻 参与糖代谢，促进胰岛素分泌

桂花芝麻米糊

原料：黑芝麻、大米各1量杯，桂花30克。

做法：

1 黑芝麻炒香备用；大米淘洗后浸泡至软；桂花略微淘洗后沥水。

2 把所有原料放进豆浆机，加适量水，启动米糊键，直到豆浆机提示米糊做好。

功效：

这道米糊具有健脾和胃、滋阴养血、补肾益气、润肺祛燥等功效，有助于糖尿病人改善食欲不振、气血不足、肺燥咳嗽等症状。

食用宜忌

⊙ 芝麻忌与鸡肉同食，会影响人体对维生素的吸收，而且容易让人体产生不适感，降低芝麻的营养价值。

每天一道降糖菜

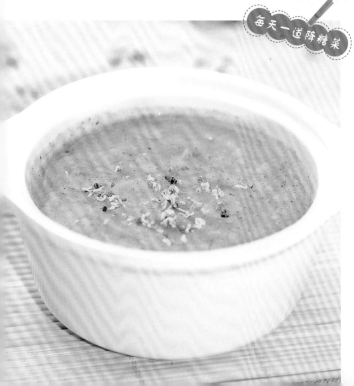

性味归经

性平，味甘，入肝经、肾经、大肠经

降糖作用

黑芝麻中富含不饱和脂肪酸、膳食纤维等，而且热量高，有助于控制食欲，延缓餐后血糖上升；黑芝麻中还富含硒、锰等微量元素，能参与体内的糖代谢，促进胰岛素分泌，有助于稳定血糖。

营养价值

黑芝麻中富含B族维生素、维生素E、亚油酸、芝麻素、黑色素、钙、磷、铁、钾、镁、硒、锰等营养成分，有助于降血压、降血脂、防治缺钙和骨质疏松，兼有润肤乌发的作用。

降糖巧搭配

黑芝麻+海带　黑芝麻可以和海带搭配凉拌，有助于净化血液，降低胆固醇，对糖尿病合并高血脂有辅助调理作用。

黑芝麻+核桃　黑芝麻可以和核桃搭配熬粥或制作米糊、豆浆，具有滋阴补肾、益气活血、强筋健骨的功效，有助于糖尿病人改善营养不良、肝虚、肾虚等症状。

黑芝麻+大米　黑芝麻可以和大米搭配熬粥或制作米糊，具有清热排毒、润肠通便、消脂降压、降血糖的功效。

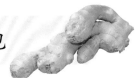

生姜 改善糖耐量，修复胰岛细胞

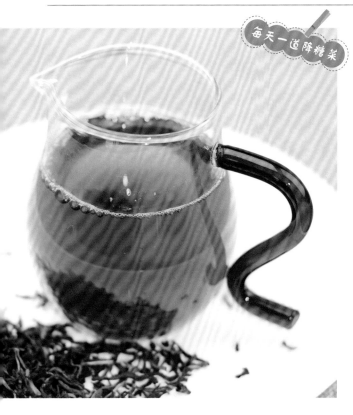

每天一道降糖菜

生姜红茶

原料：红茶包1小袋，生姜20克。

做法：

1 生姜洗净后切薄片。

2 把姜片和红茶一起放进茶壶，沸水焖泡10分钟即可饮用。

功效：

这道茶能够促进血液循环，改善人体新陈代谢，帮助人体排毒，有助于消脂瘦身减肥，尤其适宜血脂偏高和肥胖型糖尿病人食用。

食用宜忌

⊙生姜不宜与兔肉搭配食用，容易引起腹泻。

🌿 性味归经

性微温，味辛，入肺经、脾经、胃经

🐚 降糖作用

生姜中含有姜黄素及微量元素硒、锰、锌等，能参与人体内的糖代谢，改善人体糖耐量，促进胰岛素分泌，帮助糖尿病人控制和稳定血糖。

🥄 营养价值

生姜中含有姜油酮、姜辣素、膳食纤维、碳水化合物、胡萝卜素、B族维生素等成分，能够增强食欲，促进消化，缓解腰肩疼痛、偏头痛、醉酒等症状，并有杀菌解毒的作用。

🍴 降糖巧搭配

生姜+芥菜 生姜可以和芥菜搭配煲汤，具有宣肺理气、祛咳止痰等功效，有助于缓解风寒感冒引起的头痛咳嗽等症状。

生姜+牛肉 生姜可以和牛肉一起炒或者煲汤，具有健脾、暖胃、祛寒的功效，有助于改善受寒引起的小腹冷痛等症状。

生姜+绿豆芽 绿豆芽不论炒、拌或者煮汤，适量搭配生姜，不仅能使菜肴味道更好，还有祛寒作用，并能辅助调理高血压、高血脂等病症。

大蒜 提高糖耐受量，迅速降血糖

性味归经

性温，味辛、甘，入脾经、胃经、肺经

降糖作用

大蒜中含蒜氨酸、蒜酶，微量元素硒，能够促进胰岛素分泌，提高人体的葡萄糖耐量，降低血糖，还能杀死由于感染诱发糖尿病的各种病菌，对糖尿病有很好的预防和调理作用。

营养价值

大蒜中富含胡萝卜素、B族维生素、维生素C、维生素E等成分，具有抗菌消炎、清肠排毒等功效，有助于降低血浆浓度，扩张动脉血管，对肠道疾病、心脑血管疾病等均有辅助防治作用。

降糖巧搭配

大蒜+大米 大蒜大米粥具有健胃消食、解毒止痢的功效，有助于缓解急性菌痢症状。

大蒜+猪肉 大蒜可以和猪肉搭配炒或者凉拌，有助于缓解疲劳，增强免疫力，改善糖尿病人食欲不振等症状。

大蒜+黑豆 大蒜可以和黑豆搭配熬粥或者煮水，有助于补肾、降血糖，改善糖尿病的相关症状。

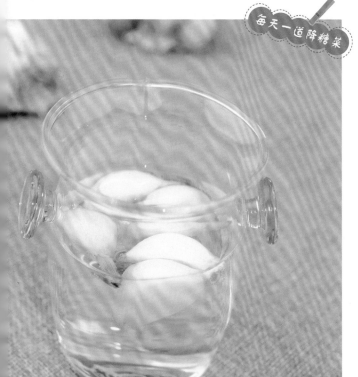

每天一道降糖菜

大蒜酒

原料：大蒜头500克，白酒1000毫升。

做法：

1 大蒜头剥去外皮，洗干净后沥干水分，然后分别拍裂。

2 把处理好的大蒜头放进酒坛，倒入白酒后密封，并放置在阴凉干燥处，3月后即可饮用。

功效：

大蒜酒具有健脾胃、抗菌杀虫、防病健体、软化血管的作用，对感冒腹泻、细菌感染、失眠、精神不振等均有辅助调理作用。

食用宜忌

⊙眼病、肝病和非细菌性痢疾患者不宜多食。

莲子芯　改善糖尿病相关症状

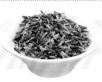

性味归经

性寒，味苦，入心经、肺经、肾经

降糖作用

莲子芯性味苦寒，能清肝火、泄脾火、清暑除烦、生津止渴，有助于糖尿病人改善烦渴、燥热、脾虚等症状；而且莲子芯中富含生物碱、磷脂、钙、钾等成分，有助于改善胰岛功能，降低血糖。

营养价值

用莲子芯冲水代茶饮，不仅有助于清热降火、生津止渴、养心安神，还能有效防治便秘，并促进凝血，帮助维持体内的酸碱平衡，并有健脑益智的作用。

降糖巧搭配

莲子芯+甘草　莲子芯可以和甘草搭配泡茶，有助于糖尿病人改善心火内炽引起的烦躁不眠、手足心热、口渴咽干、口舌糜烂等症状。

莲子芯+酸枣仁　莲子芯可以和酸枣仁搭配煮水代茶饮，具有清心安神的功效，有助于糖尿病人缓解失眠、烦躁等症状。

莲子芯+绿茶　莲子芯可以和绿茶搭配泡茶，有助于糖尿病人改善体热、烦渴、便秘、失眠、体虚疲乏等症状。

莲子芯茶

原料：莲子芯10克，甜叶菊3克。

做法：

1　莲子芯、甜叶菊略微清洗并沥水。

2　把莲子芯和甜叶菊放进茶壶中，沸水冲泡10分钟后即可饮用。

功效：

这道茶具有清热降火、宁心除烦的功效，有助于糖尿病人控制血糖，改善糖尿病的相关症状。

食用宜忌

⊙莲子芯性味甘寒，孕产妇忌饮。

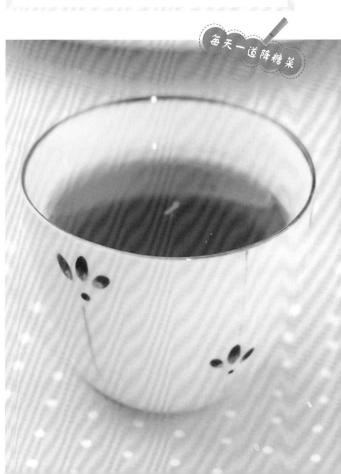

每天一道降糖菜

金银花 清热解毒，稳定血糖

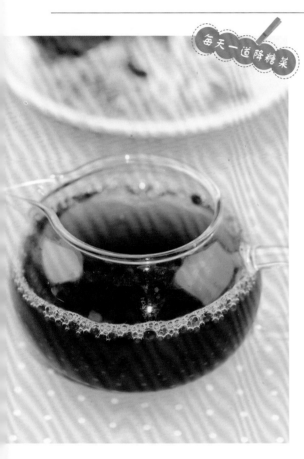

每天一道降糖菜

性味归经

性寒，味甘、微苦，入心经、胃经、肺经

降糖作用

金银花有清热解毒、抗菌消炎的作用，有助于清除人体内的有害物质，帮助提高免疫力；金银花中还含黄酮类、镁、钾、钙、磷等成分，能参与人体内的糖代谢，促进胰岛素分泌，帮助稳定血糖。

营养价值

金银花中含有绿原酸、木犀草素苷等活性成分，对一些致病病菌具有良好的抑制作用，有助于防治上呼吸道感染、菌痢、急性泌尿系统感染等疾病，并对高血压、肺炎、肠炎、麻疹、乙脑、脑脑、乳腺炎、化脓性扁桃体炎等也有辅助调理作用。

降糖巧搭配

金银花+苦瓜　金银花可以和苦瓜搭配煲汤，有助于糖尿病人改善伤暑身热、烦渴、小便短赤、眼睛红等症状。

金银花+大米　金银花可以和大米搭配熬粥，有助于糖尿病人改善风热感冒的相关症状，对神经衰弱、烦躁失眠也有辅助调理作用。

金银花+夏枯草　金银花可以和夏枯草煎水代茶饮，具有清热降火、利尿解毒的作用，尤其适宜糖尿病合并肝热肝阳上亢型高血压病人饮用。

银花当归茶

原料：金银花20克，当归、蒲公英、玄参各5克。

做法：

1 把金银花、当归、蒲公英、玄参略微清洗并沥水。

2 把所有原料放进锅中，加适量水，烧沸后改小火煎25~30分钟即可。

功效：

这道茶具有清热解毒的功效，能帮助糖尿病人缓解肺炎症状。

食用宜忌

⊙脾胃虚寒及气虚疮疡属阴症者慎用。

绞股蓝 改善糖尿病相关症状

性味归经

性凉，味苦、微甘，入肺经、脾经、肾经

降糖作用

绞股蓝中富含维生素、黄酮类、膳食纤维、铁、锰、钙等成分，有助于修复受损的胰岛细胞，改善胰岛功能，促进胰岛素分泌，提高人体对葡萄糖的利用率，改善糖尿病人相关症状。

营养价值

绞股蓝中含有胡萝卜素、黄酮类物质等成分，有助于维持机体组织器官的功能，增强大脑机能，并对肥胖、偏头痛、胃溃疡、肿疡等均有辅助调理作用。

降糖巧搭配

绞股蓝+杜仲 绞股蓝可以和杜仲搭配煎水代茶饮，有助于糖尿病人缓解眩晕头痛、烦热不安、失眠烦躁等症状，尤其适宜合并高血压的患者饮用。

绞股蓝+金钱草 绞股蓝可以和金钱草搭配煎水代茶饮，具有清热解毒、利湿退黄等功效，尤其适宜糖尿病合并病毒性肝炎患者饮用。

绞股蓝+红枣 绞股蓝可以和红枣煎水代茶饮，具有健脾和胃、益气养血的功效，有助于糖尿病人改善疲劳、失眠等症状。

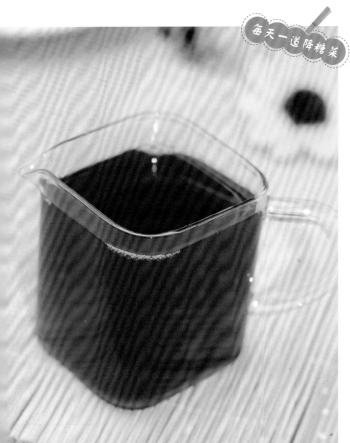

每天一道降糖菜

绞股蓝交藤饮

原料：绞股蓝10克，夜交藤15克，麦冬12克。

做法：

1 绞股蓝、夜交藤、麦冬略微清洗后沥水备用。

2 把所有原料放进小锅，加适量水，烧沸后改小火煎20分钟即可。

功效：

这道茶具有滋阴养心、益气安神的功效，有助于糖尿病人改善气虚、心阴不足、心悸失眠、烦热不宁等症状。

食用宜忌

⊙ 少数人食用绞股蓝后，如出现恶心呕吐、腹胀腹泻、便秘、头晕、眼花、耳鸣等症状，可以停用。

西洋参

促进胰岛素分泌，改善糖尿病症状

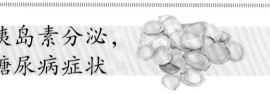

性味归经

性凉，味甘、微苦，入心经、肺经、肾经

降糖作用

西洋参不仅热量低，而且富含多种氨基酸，能促进人体内的糖代谢和脂肪代谢，改善糖尿病相关症状，帮助控制和稳定血糖。

营养价值

西洋参中含有皂苷等成分，能够增强人体中枢神经系统功能，有助于消除疲劳，改善失眠、烦躁、记忆力衰退、老年痴呆症等症状；对冠心病、心肌梗死、高血压、心律失常、脑血栓等也有辅助调理作用。

降糖巧搭配

西洋参+鸡肉 西洋参鸡肉汤具有滋阴养气的功效，有助于糖尿病人改善气血亏虚、营养不良等症状。

西洋参+甲鱼 西洋参甲鱼汤具有益气滋阴的功效，有助于糖尿病人改善体衰乏力、营养不良等症状。

西洋参+猪心 西洋参猪心汤有助于增强心肌功能，辅助调理心肌缺血、心律失常、冠心病、动脉硬化等疾病。

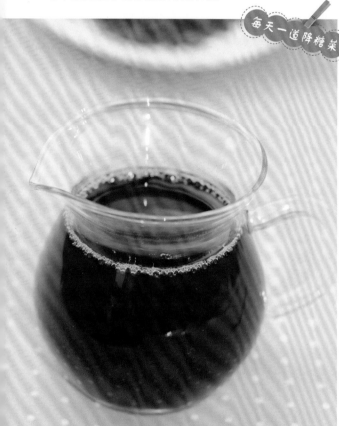

每天一道降糖菜

洋参纤体茶

原料：白菊、枸杞子各5克，西洋参片、山楂各10克，干桂圆5个。

做法：

1 白菊、枸杞子、西洋参片、山楂略微清洗；桂圆剥壳，取出果肉。

2 把所有原料放进茶壶中，沸水焖泡10分钟即可饮用。

功效：

这道茶具有滋阴养肾、益气安神、消脂瘦身、护肝明目的作用，常饮能够增强免疫力，帮助糖尿病人改善燥热烦热、心绪不宁、肥胖、血脂偏高、视物模糊等症状。

食用宜忌

⊙西洋参与黎芦相克，不宜搭配食用；也不宜与白萝卜同食，容易引起过敏或中毒症状，降低西洋参的营养价值。

枸杞子 促进胰岛细胞再生

性味归经

性平，味甘，入肝经、肾经

降糖作用

枸杞子中含有枸杞多糖，有助于提高人体血清胰岛素水平，修复受损的胰岛细胞，改善胰岛功能，有良好的降糖作用。

营养价值

枸杞子中富含氨基酸、胡萝卜素、维生素A、B族维生素、维生素C、钙、铁等成分，有助于改善由于肝血不足、肾阴亏虚引起的视物昏花和夜盲症，增强免疫力，促进肝细胞再生，并对高血压、心脏病、动脉硬化等均有辅助调理作用。

降糖巧搭配

枸杞子+决明子　枸杞子可以和决明子泡水代茶饮用，有助于糖尿病人改善视力，防治眼底病变。

枸杞子+蚕豆　枸杞子可以和蚕豆一起焖、烧，具有清肝去火、排毒降糖的功效，有助于糖尿病人改善燥热烦渴、体虚便秘等症状。

枸杞子+银耳　枸杞子可以和银耳一起煲汤，具有滋阴润肺、养胃生津、补气强心、健脑安神等功效。

枣杞养胃茶

原料：红茶包1小袋，红枣5个，枸杞子10克。

做法：
1 红枣枸杞略微清洗，红枣切开。
2 把所有原料放进茶壶中，沸水焖泡10分钟即可饮用。

功效：
这道茶具有健脾暖胃、滋阴益肾、养血明目的功效，有助于改善糖尿病人胃寒、阴虚、肾亏、气血亏虚、视物昏花等症状，兼有养颜作用。

食用宜忌

⊙外感实热、脾虚泄泻、容易上火的人慎食。

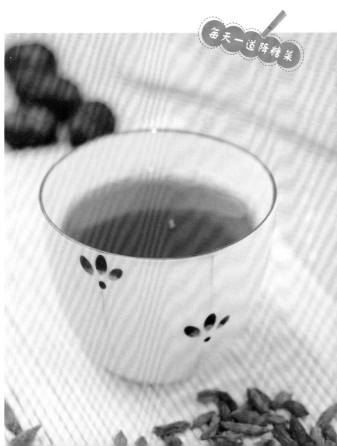

每天一道降糖菜

罗汉果

清热滋阴，改善糖尿病相关症状

🌿 性味归经

性凉，味甘、酸，入肺经、大肠经

☕ 降糖作用

罗汉果中含有一种比蔗糖甜300倍的甜味素，但是不产生热量，再加上它具有养阴的功效，有助于控制血糖，改善糖尿病的相关症状，并辅助防治各种糖尿病并发症。

☕ 营养价值

罗汉果中含有罗汉果苷、果糖、氨基酸、黄酮类物质、三萜类物质、锰、铁、镍、硒、锡、碘、钼等成分，对支气管炎、咽喉炎等呼吸道疾病，以及高血压、冠心病、血管硬化、肥胖症、便秘等，均有辅助调理作用。

⚖ 降糖巧搭配

罗汉果+雪梨　罗汉果雪梨汤具有清肺化痰、利尿消炎等功效，对糖尿病合并呼吸道疾病具有辅助调理作用。

罗汉果+百合+猪肉　罗汉果可以和百合、猪肉搭配煲汤，具有清肺润肠、清咽利喉、化痰止咳、消脂排毒等功效。

罗汉果+猪肺　罗汉果可以和猪肺一起煲汤食用，有助于糖尿病人改善痰火咳嗽、咳痰黏稠、痰出不爽、咽干喉痛等症状。

罗汉果菊花茶

原料：罗汉果1个，白菊、枸杞子各5克。

做法：

1 罗汉果敲碎备用；白菊和枸杞子略微清洗。

2 把所有原料放进茶壶中，沸水焖泡10分钟后即可饮用。

功效：

这道茶具有清热去火、疏风散热、清肝明目等功效，有助于糖尿病人改善烦渴、视物昏花等症状，对糖尿病合并肝脏疾病、眼底病变等具有辅助防治和调理作用。

🍵 食用宜忌

⊙罗汉果性凉，体质寒凉的人慎用。

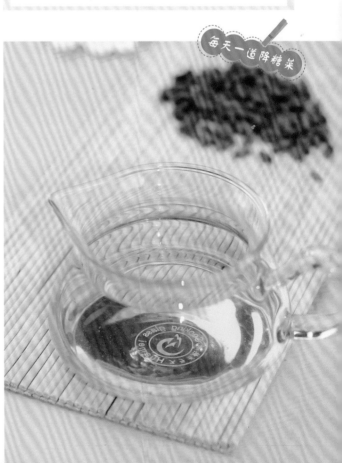

每天一道降糖菜

熟地黄 提高人体糖耐量

🌼 性味归经

性微温，味甘，入肝经、肾经

🐚 降糖作用

熟地黄中含有一种名叫梓醇的活性成分，具有明显的降糖作用；熟地黄中还含有微量元素铬，能够参与人体内的葡萄糖代谢，促进胰岛素分泌，提高人体的糖耐量。

🍲 营养价值

熟地黄有补血滋阴、养肝益肾的功效，对人体由于血虚阴亏、肝肾不足引起的眩晕、血虚萎黄、心悸、失眠、月经不调、崩漏等症，以及糖尿病合并心血管疾病、眼底病变等，均有辅助调理作用。

🍴 降糖巧搭配

熟地黄+黄精+羊肉　熟地黄精羊肉汤具有健脾养肾、降糖降压等功效，有助于糖尿病人改善咽干舌燥、心烦渴饮、头晕眼干、腰膝酸软、神疲体倦、舌红少苔、潮热、耳鸣、遗精、心悸、失眠等症状。

熟地黄+牛脊骨　熟地黄可以和牛脊骨搭配煲汤，具有滋阴活血、强筋壮骨等功效，有助于糖尿病人改善贫血、骨质疏松、营养不良等症状。

熟地黄+海参　熟地黄可以和海参搭配煲汤，具有补肝肾、强筋骨的功效，有助于糖尿病人改善肝肾亏虚、筋骨酸软、气血不足等症状。

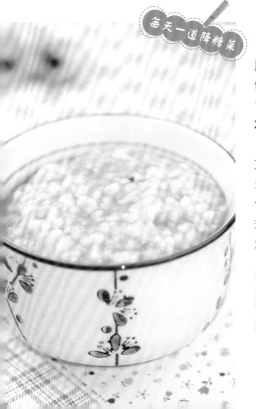

每天一道降糖菜

熟地粥

原料：熟地10克，大米100克。

做法：

1 熟地略微清洗，大米淘洗后，分别用清水浸泡片刻。

2 把熟地黄和大米一起放进锅中，加适量水，大火烧沸后改小火熬煮至粥熟。

功效：

这道粥具有滋阴补血、益精明目的功效，对糖尿病人由于气血亏虚、肾精不足引起的头目眩晕、视力下降、记忆力衰退、耳鸣耳聋、腰膝酸软、须发早白、盗汗遗精、烦渴、便秘等具有辅助调理作用。

食用宜忌

⊙ 熟地黄容易引起消化不良，气滞痰多、脘腹胀痛、食少便溏的人不宜用；长期用熟地黄，须与陈皮、砂仁等搭配同用，以免影响胃肠功能。

知母
修复胰岛功能，
促进胰岛素分泌

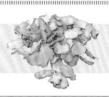

性味归经

性寒，味苦、甘，入肺经、胃经、肾经

降糖作用

知母不仅能清实热，还能清虚热，再加上它含有黄酮类化合物、生物碱及微量元素铬，能参与人体内的糖代谢，帮助修复和改善胰岛功能，自古就是中医用来治疗"消渴"（糖尿病）的良药。

营养价值

知母与黄柏搭配，能治疗阴虚火旺、潮热骨蒸等疾症；与沙参、麦冬、川贝搭配，能治疗肺虚燥咳；与天花粉、麦冬、葛根搭配，能治疗糖尿病。此外，知母对高血脂、高血压等心血管疾病也有辅助调理作用。

降糖巧搭配

知母+牛肉 知母牛肉汤具有健脾胃、补肝肾、滋阴清热等功效，有助于糖尿病人改善消化不良、胃阴虚、消瘦、四肢无力、贫血等疾症。

知母+牡蛎+莲子 知母可以和牡蛎、莲子搭配煲汤，具有健脾安神、潜阳固精等功效，尤其适宜糖尿病合并高血压患者食用。

知母+天花粉+葛根 知母可以和天花粉、葛根搭配煎水代茶饮，有助于糖尿病人改善内热伤津、口渴多饮等症状。

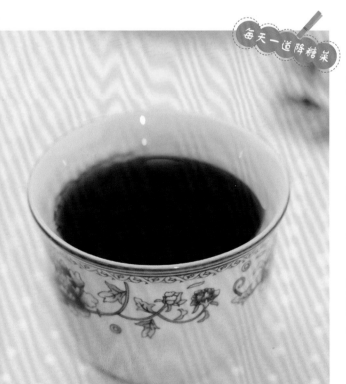

每天一道降糖菜

知母人参茶

原料：人参、知母各15～20克。

做法：

1. 人参、知母略微清洗备用。
2. 把人参和知母放进锅中，加适量水，大火烧沸后改小火煎30～40分钟，水代茶饮。

功效：

这道药茶具有清热生津、益气安神的功效，有助于控制血糖，改善糖尿病的相关症状。

食用宜忌

⊙知母性寒，有滑肠作用，脾胃虚寒、大便溏泄的人忌用。

人参 双向调节血糖

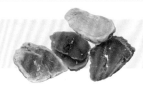

性味归经

性微温，味甘、微苦，入脾经、肺经、心经、肾经

降糖作用

人参中含人参多糖、人参多肽、皂苷等成分，能有效降低血糖和肝糖原含量，促进胰岛素的分泌与合成，既能降低血糖，又能改善低血糖症状，对人体糖代谢具有双向调节作用。

营养价值

人参不仅有双向调节血糖的作用，还能双向调节血压，并有助于维持人体中枢神经系统平衡，保护心肌功能，辅助防治动脉硬化、高血脂等疾病，并对人体肝肾等器官也有修复和改善作用。

降糖巧搭配

人参+当归+猪腰 人参可以和当归、猪腰一起煲汤，具有补肝肾、益气血的作用，有助于糖尿病人改善腰痛、心气虚损、自汗等症状。

人参+大米 人参可以和大米搭配熬粥，有助于糖尿病人改善食欲欠佳、消化不良、气血不足、血脂和血压偏高症状。

人参+灵芝 人参可以和灵芝搭配泡酒饮用，有助于糖尿病人改善失眠、食欲不佳、冠心病、体弱力衰等症状。每次以15毫升为宜，每天饮1~2次。

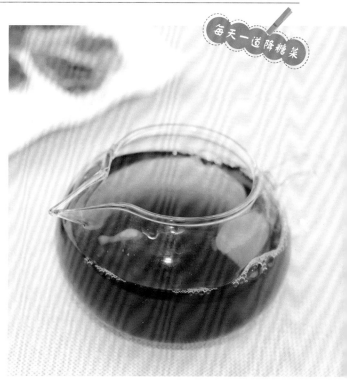

枸杞人参茶

原料：枸杞子5克，人参3克。

做法：

1 枸杞子、人参略微清洗。

2 把枸杞子和人参放进锅中，加适量水，烧沸后改小火煎30~40分钟即可。

功效：

此茶有健脾益胃、生津止渴、强心益肺、健脑安神、大补元气的功效，有助于调节血糖，改善糖尿病的相关症状，并对心衰、气短、喘促、久病体虚、心悸怔忡等也有辅助调理作用。

食用宜忌

⊙人参忌与白萝卜同食，会降低人参的营养价值。

丹参 修复胰岛功能，防治并发症

性味归经

性微寒，味甘，入心经、肝经

降糖作用

丹参能够促进机体组织的修复和再生，有助于改善胰岛功能，促进胰岛素分泌，提高人体对葡萄糖的利用率，尤其适宜老年糖尿病人和糖尿病合并高血脂人士食用。

营养价值

丹参中含有丹参酮、原儿茶酸、丹参内酯、丹参二醇等成分，有助于改善人体冠状动脉循环，增加心肌血氧供应，降低人体罹患心肌缺血和心肌梗死的风险，辅助防治心血管疾病。

降糖巧搭配

丹参+红花+大米 丹参可以和红花、大米搭配熬粥，具有活血、祛瘀、通络等功效，尤其适宜糖尿病合并瘀阻心络型冠心病人食用。

丹参+黄豆 丹参可以和黄豆搭配煲汤，具有养肝补虚、活血祛瘀等功效，尤其适宜糖尿病合并慢性肝炎、肝脾肿大的人士食用。

丹参+冰糖 丹参可以和冰糖搭配煮水，有养心安神的功效，尤其适宜糖尿病合并冠心病人士食用。但糖尿病人血糖偏高，冰糖用量宜少。

首乌丹参煲红枣

原料：何首乌20克，丹参10克，红枣50克，猪瘦肉200克。

辅料：食盐适量。

做法：

1 何首乌和丹参用料理机打成粗末，装入纱布口袋中包扎好。

2 红枣洗净后切开并去核；猪肉洗净切块。

3 汤锅中倒入适量水，烧沸后放入所有原料，并改小火煲2小时。

4 滤出药包，调入食盐即可。

功效：

这道汤有滋阴补气、活血祛瘀、宁心安神、乌须黑发等功效，有助于改善心跳气促、心凉、心绞痛、须发早白、血虚头晕眼花、面色苍白等症状，尤其适宜糖尿病合并冠心病人士食用。

食用宜忌

⊙月经过多，没有瘀血的女性忌用。孕妇慎用。另外，丹参不宜与藜芦同用。

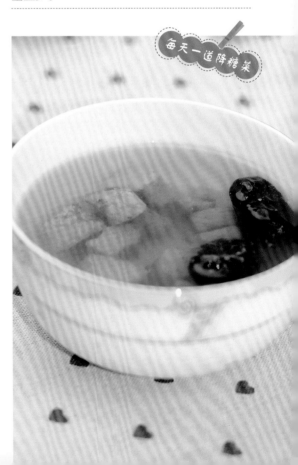

每天一道降糖菜

麦冬　增加肝糖原，提高糖耐量

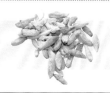

🌸 性味归经

性微寒，味甘、微苦，入心经、肺经、胃经

🌀 降糖作用

麦冬中含有 β–谷甾醇、氨基酸、多量葡萄糖、葡萄糖甙等活性成分，具有养心生津等功效，能够参与人体内的糖代谢，帮助修复和改善胰岛细胞功能，提高人体的糖耐量，增加肝糖原，改善糖尿病的相关症状。

🍵 营养价值

麦冬主治阴虚肺燥、干咳、燥咳、劳热咳血等疾症，以及改善内热忧心、烦躁不安、心烦口渴、体倦乏力、心阴不足、心烦失眠、胃阴不足、舌干口渴、缺乏食欲、便秘等症状。

⚖ 降糖巧搭配

麦冬+大米　麦冬可以和大米搭配熬粥，有润肺止咳、养胃清心的功效，有助于糖尿病人改善烦渴、心烦、失眠、咳嗽等症状。

麦冬+乌梅+天花粉　麦冬、乌梅、天花粉可以煎水代茶饮，有助于改善糖尿病的相关症状。

麦冬+燕窝　麦冬炖燕窝具有滋阴润燥、益气生津等功效，有助于糖尿病人改善肺燥干咳、吐血、咯血、虚劳烦热等症状。

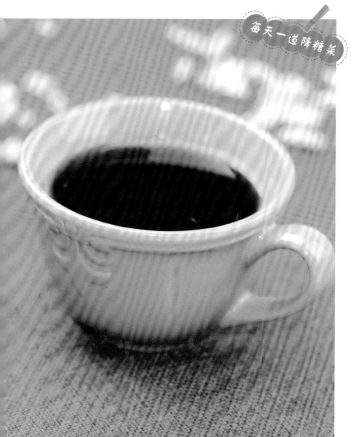

每天一道降糖菜

麦冬党参茶

原料：麦冬、党参各15克。

做法：

1 麦冬、党参略微清洗。

2 把麦冬、党参放进锅中，加适量水，烧沸后改小火煎30分钟，水代茶饮。

功效：

这道茶具有滋阴益气的功效，能有效降血糖，并改善糖尿病的相关症状，尤其适宜阴虚、气虚的糖尿病人饮用。

食用宜忌

⊙麦冬忌与黑木耳搭配食用，容易引起胸闷；麦冬也不宜与鲤鱼搭配食用，会影响人体对营养素的吸收，同时降低麦冬和鲤鱼的食用价值。

茯苓 参与糖代谢，改善糖尿病相关症状

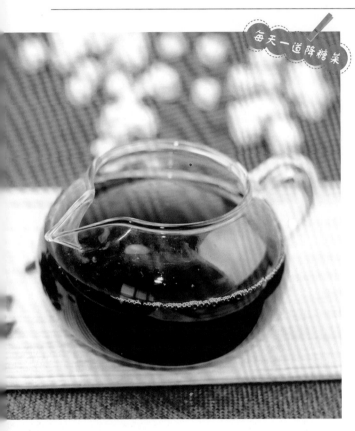

每天一道降糖菜

性味归经

性平，味甘、淡，入心经、肺经、脾经、肾经

降糖作用

茯苓中含有茯苓酸、膳食纤维等成分，能够参与人体内的糖代谢，修复和改善胰岛功能，促进胰岛素分泌，改善糖尿病的相关症状。

营养价值

茯苓中含有茯苓聚糖、脂肪酸、卵磷脂、腺嘌呤、蛋白酶、三萜类、钾、钙、镁、磷、铁等成分，有助于保护肝脏功能，提高免疫力，并有防癌抗癌的作用。

降糖巧搭配

茯苓+猪骨 茯苓猪骨汤具有健脾和胃、利水排毒的功效，并有助于糖尿病人改善骨质疏松症状。

茯苓+杏仁+牛奶 茯苓可以和杏仁、牛奶搭配制作奶茶，有助于糖尿病人改善高血压、高血脂、早衰、营养不良、疲乏倦怠等症状。

茯苓+酸枣仁 茯苓可以和酸枣仁一起煎水代茶饮或搭配熬粥，具有养阴生津、安神宁心等功效，有助于糖尿病人改善心悸、失眠、多梦、心烦等症状。

茯苓枸杞茶

原料：红茶包1小袋，枸杞子、茯苓各10克。

做法：

1 枸杞子、茯苓略微清洗。

2 把红茶、枸杞子、茯苓一起放进茶壶中，沸水焖泡10分钟即可饮用。

功效：

这道茶具有健脾暖胃、滋肝补肾的功效，能帮助糖尿病人改善视物昏花、小便不利、腰膝酸软、神疲倦怠等症状。

食用宜忌

⊙阴虚火旺的人慎用。

白术

加速葡萄糖同化，防止肝糖元减少

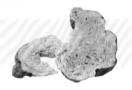

性味归经

性温、味苦、甘，入脾经、胃经

降糖作用

白术能参与人体内的糖代谢，修复和改善胰岛细胞功能，促进胰岛素分泌，加速人体内葡萄糖的同化，防止肝糖元减少，有效控制血糖。

营养价值

白术具有健脾和胃、滋阴益气、利水燥湿等功效，有助于利尿排钠，降血压；白术还能够抑制血小板凝聚，有助于抗血栓；还能辅助防治和调理肿瘤病变。

降糖巧搭配

白术+陈皮 白术可以和陈皮搭配熬粥，有助于糖尿病人改善食欲不振、腹胀、消化不良、少气乏力、体虚浮肿等症状。

白术+猪肚 白术和猪肚可以搭配煲汤或熬粥，具有健脾和胃、补中益气等功效，有助于糖尿病人改善消化不良、腹胀、泄泻等症状，并对胃下垂有辅助调理作用。

白术+猴头菇 白术可以和猴头菇搭配煲汤，有助于增强免疫力，辅助调理糖尿病并发症。

白术党参茶

原料：白术、党参各15克。

做法：

1 白术、党参略微清洗。

2 把白术、党参放进锅中，加适量水，烧沸后改小火煎30分钟，水代茶饮。

功效：

这道药茶有助于降血糖，兼有安胎作用，尤其适宜妊娠糖尿病人饮用。

食用宜忌

○白术忌与桃、李、菘菜、雀肉、青鱼搭配。另外，阴虚燥渴、气滞胀闷的人忌用。

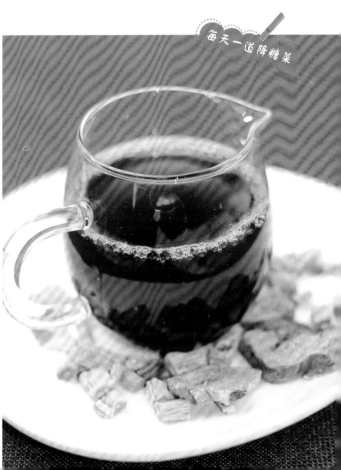

每天一道降糖菜

黄精 改善糖尿病相关症状

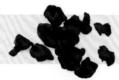

性味归经

性平，味甘，入肺经、脾经、肾经

降糖作用

黄精中含有黄精多糖、甘露糖等活性成分，对由于肾上腺素引起的血糖过高，具有明显的抑制作用，再加上它有滋肾润肺、补脾益气的功效，有助于糖尿病人控制血糖，改善相关症状。

营养价值

黄精中含有天门冬氨酸、黏液质等成分，有助于改善心脏冠脉血流量，对糖尿病合并高血压、动脉硬化、冠心病等心血管疾病具有辅助调理作用。

降糖巧搭配

黄精+鳝鱼　黄精可以和鳝鱼搭配炒食，具有补虚损、强筋骨的功效，有助于改善糖尿病相关症状，兼有润肤养颜的作用。

黄精+鸡肉　黄精可以和鸡肉一起蒸或者煲汤，有助于糖尿病人改善体虚乏力、视物不清、心悸气短、肺燥咳嗽等症状。

黄精+大米　黄精可以和大米搭配熬粥，有助于糖尿病人改善脾胃失调、咳嗽咽干、阴虚肺燥等症状。

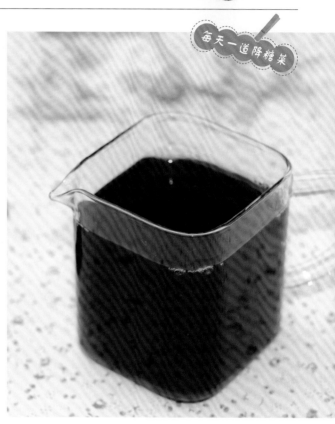

每天一道降糖菜

当归黄精茶

原料：当归、黄精各15～20克。

做法：

1 当归、黄精略微清洗。

2 把当归和黄精放进锅中，加适量水，烧沸后改小火煎30分钟，水代茶饮。

功效：

这道药茶有益气补血的功效，对糖尿病合并缺铁性贫血具有辅助防治和调理作用。

食用宜忌

⊙中寒泄泻、痰湿、痞满气滞的人忌用。

葛根 修复胰岛细胞，有效降血糖

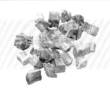

🍁 性味归经
性凉，味甘、辛，入肺经、胃经

◎ 降糖作用
葛根中含有葛根素、黄酮类物质等活性成分，能够参与人体内的糖代谢，促进胰岛素分泌，再加上它有清热降火、生津止渴的功效，能改善糖尿病的相关症状。

🍯 营养价值
葛根有助于扩张血管，改善微循环，辅助防治心肌缺血、心肌梗死、高血压、高血脂等心血管疾病；葛根还具有健脾益智的作用，有助于增强记忆力，辅助防治老年性痴呆。另外，葛根还有解酒作用，能缓解酒后头痛脑胀、脸红等症状。

⬛ 降糖巧搭配

葛根+猪肺 葛根猪肺汤有助于清肺热和肠热，改善呼吸系统功能，对糖尿病合并肺炎、瘰疬等具有辅助调理作用。

葛根+大米 葛根可以和大米搭配熬粥，具有清热消暑、生津止渴等功效，有助于糖尿病人改善口渴烦热等症状。

葛根+绿豆+菊花 葛根可以和绿豆、菊花搭配熬粥或者煲汤，具有清热降火、祛暑除烦、发汗解表、生津止渴等功效，对糖尿病合并心血管疾病具有辅助调理作用。

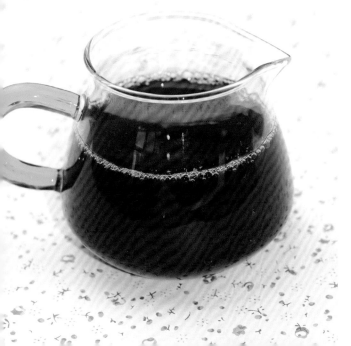

每天一道降糖菜 天花粉葛根茶

原料：天花粉、葛根各15克。

做法：

1 葛根用料理机打成粗末。

2 把葛根和天花粉一起放进锅中，加适量水，大火烧沸后改小火煎30分钟，水代茶饮。

功效：

这道药茶具有清热祛火、生津止渴的功效，能有效降血糖，并改善糖尿病的相关症状。

食用宜忌

⊙葛根多食易伤胃，尤其胃寒的人士需慎用。

黄连

参与糖代谢，改善糖尿病相关症状

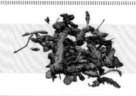

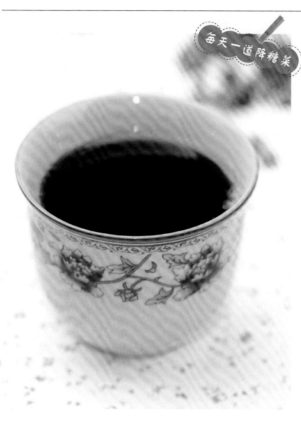

每天一道降糖菜

性味归经

性寒，味苦，入心经、脾经、胃经、肝经、大肠经

降糖作用

黄连中含有黄连素等活性成分，能参与人体内的糖代谢，减少尿蛋白，对由于葡萄糖和肾上腺素引起的血糖升高有明显的抑制作用，有助于改善糖尿病的相关症状。

营养价值

黄连中所含的黄连素还有抗菌消炎的作用，对溶血性链球菌、金黄色葡萄球菌等病毒细菌具有明显的抑制作用，并能增强白血球的吞噬作用，增强人体免疫力，对糖尿病合并胃肠炎、细菌性痢疾、呼吸道感染等具有辅助防治和调理作用，并有助于消脂减肥。

黄连生姜汤

原料：黄连3～5克，生姜15克、黄芩、太子参各10克。

做法：

1 黄连、黄芩、太子参略微清洗；生姜洗净切薄片。

2 把所有原料放进锅中，加适量水，烧沸后改小火煎30分钟即可。

功效：

这道药茶具有养阴益气、清热降浊的功效，有良好的降血糖作用，尤其适宜消瘦型糖尿病人饮用。

食用宜忌

⊙黄连属大寒苦燥之物，过量久服容易伤阴伤津伤脾胃，脾胃虚寒和阴虚津伤之人忌用。

降糖巧搭配

黄连+朱砂+甘草　黄连可以和朱砂、甘草搭配煎水代茶饮，具有清热安神的功效。

黄连+米汤　黄连可以搭配米汤食用，有助于降胃火，尤其适宜胃热炽盛的糖尿病人食用。

黄连+吴茱萸+柴胡　黄连可以和吴茱萸、柴胡搭配煎水代茶饮，能清肝火和胃火，有助于糖尿病人改善肝气不舒、泛酸、胃中嘈杂、恶心等症状。

桔梗

增强人体肝糖原，
抑制餐后血糖上升

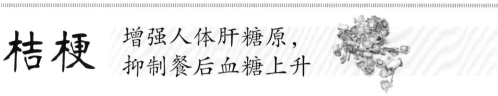

性味归经

性平，味甘、辛，入肺经

降糖作用

桔梗中含有一种名叫桔梗皂苷的活性成分，能够增加人体中的肝糖原；有助于抑制餐后血糖上升；桔梗还有宣肺利咽、祛痰止咳的功效，有助于糖尿病人改善咽干口渴、烦热等症状。

营养价值

新鲜桔梗中含有丰富的 B 族维生素、维生素 C，以及桔梗皂苷、桔梗聚果糖等成分，既能辅助调理呼吸系统疾病，还能促进人体内的胆酸分泌，有清热抗炎、镇静止痛的作用。

降糖巧搭配

桔梗+火腿　桔梗可以和火腿凉拌食用，有开胃消食的作用，有助于糖尿病人改善食欲不振、消化不良等症状。

桔梗+花生　新鲜桔梗可以和花生米搭配凉拌，具有健脾开胃的作用，有助于糖尿病人改善脾胃失调、便秘等症状。

桔梗+冬瓜　新鲜桔梗可以和冬瓜搭配做汤，具有疏风清热、宣肺止咳、利尿减肥的作用，对糖尿病合并急性支气管炎等有辅助调理作用。

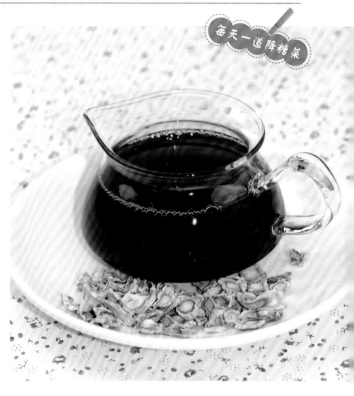

每天一道降糖菜

桔梗蜂蜜茶

原料：桔梗1克，蜂蜜适量。

做法：

1 桔梗略微清洗后放进锅中，加适量水，烧沸后改小火煎30分钟，滤汁去渣。

2 把桔梗水盛入杯中，待稍凉，兑入适量蜂蜜即可饮用。

功效：

桔梗可以和蜂蜜搭配泡茶饮，有清热、利咽、化痰的作用，有助于糖尿病人缓解慢性咽炎、咽痒不适、干咳等症状。

食用宜忌

⊙桔梗不宜与猪肉搭配同食，容易使人产生不适症状，降低桔梗的药用价值。

黄芪 双向调节血糖，改善糖耐量

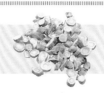

黄芪枸杞茶

原料：黄芪、枸杞子各10克。

做法：

1 黄芪、枸杞子略微清洗。

2 把黄芪和枸杞子放进锅中，加适量水，烧沸后改小火煎30分钟即可，水代茶饮。

功效：

这道药茶有益气补血的作用，有助于改善糖尿病人气血不足症状。

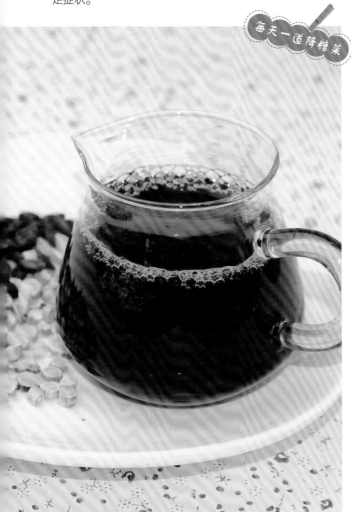

每天一道降糖菜

性味归经

性微温，味甘，入肺经、脾经、肝经、肾经

降糖作用

黄芪中含有黄芪多糖，有双向调节血糖的作用，能改善人体糖耐量，促进胰岛素的合成与分泌，辅助降血糖。

营养价值

黄芪中含有黄芪多糖、黄酮类、皂苷类、葡萄糖苷等活性成分，有助于清除自由基，净化血液，辅助防治心血管疾病；兼有保护肝脏，抗疲劳的作用。

降糖巧搭配

黄芪+猪肉 黄芪可以和猪肉搭配煲汤，有助于糖尿病人改善气虚体弱、脾胃失调等症状。

黄芪+鸡肉 黄芪可以和鸡肉搭配煲汤，有助于糖尿病人改善气血双亏、营养不良、烦渴等症状。

黄芪+冬瓜 黄芪可以和冬瓜搭配煲汤，有助于糖尿病人改善气虚乏力、食少便溏、中气下陷、便血崩漏、气虚水肿、血虚萎黄等症状。

食用宜忌

⊙黄芪不宜与杏仁搭配食用。

刺五加

双向调节血糖，改善糖尿病相关症状

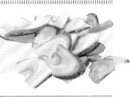

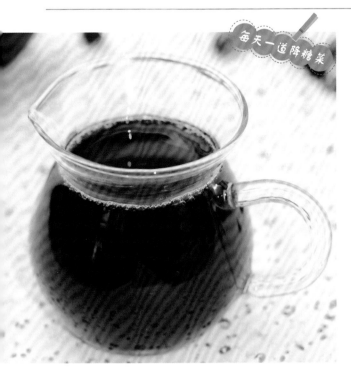

每天一道降糖菜

性味归经

性温，味辛、苦、微甘，入肝经、肾经

降糖作用

刺五加中含有氨基酸、皂苷等成分，具有双向调节血糖的作用，并有助于改善糖尿病的相关症状。

营养价值

刺五加中含有刺五加苷等活性成分，有助于调节机体紊乱症状，改善人体的耐缺氧力，并有健脑益智的作用；另外，刺五加还能，改善糖脂代谢功能，对肝脏等内脏器官疾病、骨质疏松等，均有辅助调理作用。

降糖巧搭配

刺五加+鸡蛋　新鲜刺五加叶可以和鸡蛋一起炒、煎或做汤，有助于改善糖尿病人体虚、肿痛、咽痛、目赤、风疹等症状。

刺五加+大米　刺五加可以和大米搭配熬粥，具有健脾胃、补肝肾、益气血的功效，有助于改善糖尿病相关症状。

刺五加+五味子　刺五加可以和五味子搭配泡茶饮，具有补肾强志、养心安神等功效，有助于糖尿病人改善神疲乏力、失眠健忘、腰膝酸软等症。

刺五加花茶

原料：绿茶包1小袋，刺五加10克，茉莉花、玫瑰花各5克。

做法：

1 把刺五加放进锅中，加适量水，烧沸后改小火煎20分钟。

2 把绿茶、茉莉花、玫瑰花放进茶壶中，倒入刺五加水焖泡5分钟即可饮用。

功效：

这道药茶具有补肾填精、安神益智、清热排毒的作用，有助于改善体虚乏力、气短、神疲倦怠、神经衰弱、失眠健忘、肾虚腰痛等症状，帮助糖尿病人防治并发症。

食用宜忌

⊙刺五加性温，阴虚火旺的人不宜用。

玉竹 消除胰岛素抵抗，改善胰岛功能

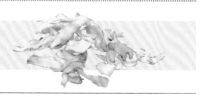

🌿 性味归经

性平，味甘，入肺经、胃经

🍵 降糖作用

玉竹中含有铃兰苷、山萘酚苷、黏液质等成分，能够参与人体内的糖代谢，促进胰岛素分泌，帮助改善胰岛功能，有效降血糖。

🍵 营养价值

玉竹中含维生素A、甾苷、玉竹配糖体等成分，除了降血糖，还有助于改善人体心肌功能，辅助防治高血压、高血脂、冠心病等心血管病变；并有润肤养颜的作用。

⚖️ 降糖巧搭配

玉竹+沙参+老鸭 玉竹沙参老鸭汤具有清热润肺、生津止渴等功效，有助于糖尿病人改善燥热烦渴、肺燥咳嗽等症状。

玉竹+山药+麦冬+红枣+鸽肉 玉竹山药煲鸽肉具有健脾胃、补肝肾、生津液、止烦渴等功效，有助于糖尿病人改善多食善饥、消瘦乏力等症状。

玉竹+猪肉 玉竹可以和猪肉搭配煲汤，有助于糖尿病人改善久咳痰少、气虚乏力、虚咳等症状。

玉竹丹参茶

原料：玉竹、丹参各20克。

做法：

1 玉竹、丹参略微清洗。

2 把玉竹、丹参放进锅中，加适量水，烧沸后改小火煎30分钟，水代茶饮。

功效：

这道药茶具有滋阴润肺、清心除烦、活血通络等功效，能改善糖尿病人四肢酸软、疲乏、自汗、盗汗等症状，辅助防治各种并发症。

食用宜忌

⊙ 有痰湿气滞或脾虚便溏症状的糖尿病人忌用。

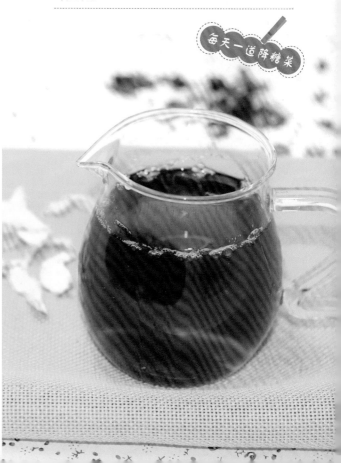

每天一道降糖菜

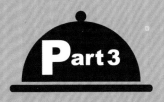

Part 3

糖尿病并发症的
饮食调理

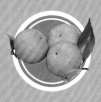

糖尿病合并足部病变怎样调理

糖尿病人由于血管病变造成下肢供血不足，或者因神经病变造成感觉缺失并伴有感染的足部病变。一旦并发足部病变，患者可能出现下肢疼痛、足部皮肤溃疡、足部坏疽或者间歇性跛行等症状。病情严重的患者不得不截肢致残。

疾病症状早知道

一般来说，糖尿病足在 II 型糖尿病人中最常见，以中老年人居多，而且男性多于女性。糖尿病足的发病原因主要与患者的神经病变和血管病变有关。当发生足部溃疡且合并感染后，患者也容易罹患糖尿病足。

早期因周围血管病变引发的糖尿病足，患者通常出现足部供血不足、营养不良症状，皮肤干燥缺乏弹性，呈现出蜡状，毫毛脱离，皮肤温度下降，皮肤上还有色素沉着。此外，足部肌肉萎缩，足趾甲变得厚而脆，肢端动脉搏动减弱甚至消失，在血管狭窄处能听见血管杂音。患者还可能出现间歇性跛行，下蹲起立困难等。

早期因周围神经病变引起的糖尿病足，通常足部皮肤干燥、无汗，足部呈现刺痛、灼痛、麻木、感觉迟钝等感觉。还有的患者甚至会因足部骨头下陷形成足趾间关节弯曲，形成拱形足、槌状趾、鸡爪趾等足部畸形。

日常保健要重视

糖尿病患者需要每天检查双足，观察足部皮肤颜色、温度是否改变，并仔细查看足趾甲、足趾间、足底部皮肤有没有胼胝、鸡眼、甲癣、红肿、青紫、水泡、溃疡等。如果有这些足部疾患，建议及时咨询有经验的足医或者皮肤科医生，而不要自行处理。

每次穿鞋前，要仔细查看鞋内有无坚硬的异物、趾甲屑等，鞋的里衬是否平整，以免磨损足部皮肤，导致足损伤。

每天用温和的肥皂水洗脚。洗脚前可以先用手肘测水温，不要用脚测水温，因为糖尿病人的脚不一定能感觉到水温是否太烫。洗完脚后用软毛巾擦干。如果脚上容易出汗，可以稍微在脚上和足趾间扑点爽身粉；如果足部皮肤干燥，可以稍微擦点油脂。

此外，不要赤足走路，外出不宜穿拖鞋，鞋子宜轻巧柔软、前头宽大，袜子弹性、透气性和散热性好，以棉袜或毛袜为好。冬季慎用电热毯或者烤灯，以防不小心烫伤。

小贴士 正确处理皮肤瘙痒

用大头针钝的一端触碰足部皮肤，以皮肤凹陷为度，感觉一下足部是否有刺痛感，如果没有刺痛感，说明足部痛觉减退。

将棉签上的棉花拉出长丝，然后轻轻划过足背和足底皮肤，看看自己是否有感觉。如果没有感觉说明足部皮肤触觉消失或减退。

用冰凉的金属体触碰足部皮肤，看看能否感觉到冷凉；再用 37℃～37.5℃ 的温水浸泡双脚，看看能否感觉到温热，如果没有感觉，说明双足温度感觉减退或缺失。

用手指轻触足背靠近足踝处的皮肤，寻找有无足背动脉及搏动的强弱，再与正常人的足背部动脉搏动进行比较，如果摸不到动脉，或者脉搏细弱，说明足背动脉供血不足，需要提防足背动脉上端有大动脉血管狭窄或梗阻情况。

专家对您说

患者首先需要积极控制血糖，因为血糖值越高，罹患糖尿病足的风险越高；其次，吸烟的患者要戒烟，因为吸烟会导致局部血管收缩，增加了罹患足部溃疡的风险。

另外，糖尿病患者可以每天坚持做脚部运动，能改善下肢血液循环，对预防糖尿病足有一定作用。

（1）提脚跟运动：先把脚跟提起，再放下，重复20次。

（2）甩腿运动：一只脚踩在地上，双手扶住椅子，前后甩动另一只脚，甩动15次后脚尖慢慢着地，然后踝关节分别向顺时针、逆时针方向各旋转20次。双腿交替进行。

（3）坐椅运动：两臂在胸前交叉，双腿分开与肩同宽，然后先坐下，再起立，重复做15～20次。

（4）晃腿运动：坐在床边，把双腿垂在床下，不停地晃动1分钟。

（5）抬脚运动：仰卧在床上，双脚尽量抬高，坚持30秒后再放下，每天重复5～10次。

（6）足底按摩运动：糖尿病患者平日里可以时常按摩足底，例如用小按摩器轻轻敲打足底，能够促进血液循环，有助于预防糖尿病足。

中医调理方

拂痛外洗治病足

■药方：

吴茱萸、艾叶、海桐皮各15克，生川乌12克，川断、独活、羌活、防风各10克，细辛5克，生葱4条（全株洗净并切碎），米酒、米醋各30克，川红花、当归尾、荆芥各6克。

■煎制方法：

把药方中的所有药材放进锅中，加入适量水，大火烧沸后改小火煎30分钟左右，滤汁去渣。（初次使用的药渣不需要倒掉，继续用水煎煮。一服药可以连续煎3次。）

■使用方法：

用法1：

糖尿病足初期，没有出现溃疡的患者，可以用药液进行熏洗，能帮助改善足部供血不足。

待药液放凉至40℃左右后，浸洗患足及下肢20分钟。药液可以浸到踝关节或者膝关节以上部位。水温下降时，可以随时加温，使药液始终保持在40℃左右。每天熏洗2次。

用法2：

糖尿病足出现坏疽、溃疡的患者，可以用药液进行湿敷。用大约7～8层的消毒纱布或者干净的软布蘸取药液，然后趁热摊敷在患处，注意不要烫伤皮肤。接着再用一块消毒纱布不断地蘸取药液浇淋患处，持续20分钟左右。

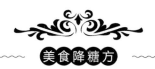

美食降糖方

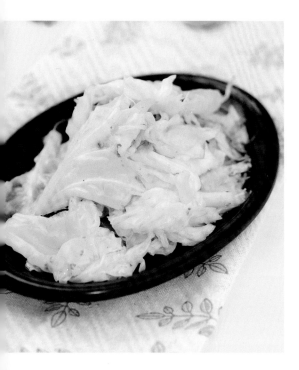

手撕包菜

原料： 圆白菜1个。

辅料： 干红辣椒、大蒜、食用油、食盐、蒸鱼豉油各适量。

做法

1 圆白菜一边洗一边用手撕成大小适中的片状，再掰掉菜杆，留下菜叶，沥水备用。

2 干红辣椒剪成小段；大蒜剥皮，洗净切末。

3 炒锅烧热倒油，待油温升至约五成热时，放入辣椒和蒜末爆香。

4 放入圆白菜叶迅速翻炒至软。

5 加入食盐、蒸鱼豉油炒匀调味即可。

功效：

这道菜富含维生素、膳食纤维、铬等成分，不仅能增强食欲，促进消化，防治便秘，还有调节血糖和血脂的作用，并助于溃疡愈合。

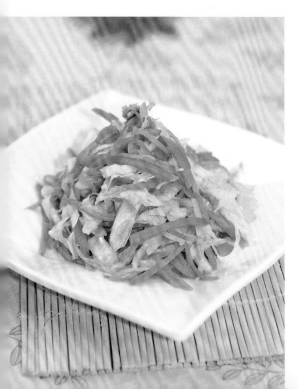

糖醋双丝

原料： 胡萝卜200克，生菜50克。

辅料： 香油、熟芝麻、食盐、白糖、香醋各适量。

做法

1 胡萝卜削皮，洗净切丝，然后用盐拌匀并腌20分钟。

2 腌好的胡萝卜用清水略微冲洗后沥水备用。

3 生菜洗净切丝。

4 把胡萝卜丝和生菜丝盛入盘中，加入食盐、白糖、香油、醋，撒上芝麻拌匀即可。

功效：

这道菜酸甜可口，能够增强食欲，促进消化。另外，生菜具有镇痛催眠、抗菌消炎的功效，与胡萝卜搭配，常食能够提高人体免疫力。

美食降糖方

丹参红花茶叶蛋

原料： 鸡蛋4~5个。

辅料： 丹参、红花各10克，桃仁5克，茶叶3克。

做法：

1 把丹参、红花、桃仁放进锅中，加适量水，烧沸后煎30分钟。

2 待药液离火冷却后，放入茶叶和洗干净的鸡蛋，一同煮至鸡蛋熟。

3 取出鸡蛋，剥去蛋壳，然后再把鸡蛋放进药液中浸泡至蛋清呈紫红色即可。

功效：

丹参、红花、桃仁有活血祛瘀的功效，鸡蛋温补气血，茶叶清热解毒，所以，这款茶叶蛋有活血作用，能够促进人体血液循环和新陈代谢，对糖尿病足具有辅助调理作用。

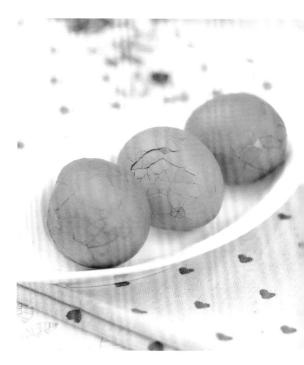

参芪猪肘

原料： 猪肘1个，炙黄芪20克，党参、当归各10克，肉桂3克。

辅料： 食盐、白糖、黄酒、大料、花椒、酱油各适量。

做法：

1 猪肘洗干净后放进锅中，加入所有药材和辅料，再加入适量水，大火煮1小时，直到猪肘出油。

2 取出猪肘，滤除锅中的浮油，重新把猪肘放进锅中，改小火煮至猪肘软烂。

3 取出猪肘放凉后切片装盘即可。

功效：

猪肘富含胶原蛋白质，有和血脉、润肌肤、填肾精、健腰脚的功效；黄芪、党参、当归具有补气养血的作用。此菜能够促进血液循环，改善供血不足症状，滋养肝肾，强健筋骨腿脚。

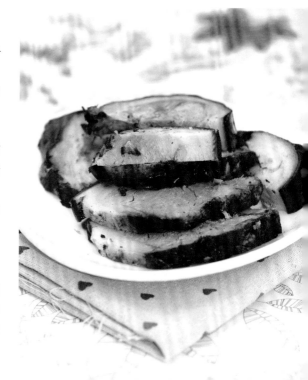

糖尿病合并眼部病变怎样调理

糖尿病人罹患眼病的概率明显高于非糖尿病人群。几乎所有的眼病都有可能发生在糖尿病患者身上，如眼底出血、青光眼、白内障、视神经萎缩、视网膜脱落等，尤其糖尿病视网膜病变是一种主要的致盲疾病，如果能及时发现和治疗，可以帮助患者摆脱失明的危险。

疾病症状早知道

一般来说，糖尿病眼病早期阶段的症状并不明显，患者如果不能及早发现，很容易错过最佳治疗时机。所以，患者在日常生活中，要积极注意双眼有无以下异常：

* 眼前有发黑的物体，状如小球、蝌蚪、蜘蛛网一样飘浮；

* 视物有闪光感，而且眼睛看到的范围比以前明显缩小；

* 视物不清，眼前像有白雾笼罩一样；而且夜间视力明显下降，近视程度加重。

* 看东西出现重影、上睑下垂、眼球运动障碍等。

日常保健要重视

对于糖尿病眼部病变，日常的预防和保健极为重要。

首先，患者需要养成良好的生活习惯和生活规律，戒烟、戒酒以及戒除其他的不良嗜好，日常饮食宜清淡，少吃辛辣、刺激和高脂食物，定期进行体育运动，同时要注意用眼卫生，尤其是脑力工作者，更要避免长时间阅读和使用电脑，以免造成视疲劳，尽量延缓糖尿病眼病的出现。

其次，糖尿病患者还需要积极控制好血压和血脂，尤其要避免出现高血压和高血脂病变。因为高血压和高血脂都会加大眼部病变的发生率，严重影响视力，甚至导致失明。

再次，严格控制好血糖，维持血糖稳定，是防治糖尿病眼病的根本措施。控制好血糖，有助于降低眼部病变的风险，延缓眼部病变的进行性发展。

第四，建议患者定期检查眼底及视力，最好每隔 3 ~ 6 个月检查一次，因为糖尿病眼病，尤其视网膜病变一般是不可逆转的，尽量做到早预防、早发现、早治疗。

最后，因为患者长期受糖尿病的困扰，如果再进一步得知自己罹患眼病，精神上的压力可想而知，所以，患者更需要好好调节自己的心理，对疾病积极进行防治，并要对糖尿病眼病的预后有足够的心理准备。

小贴士 手术风险要重视

糖尿病患者一旦罹患白内障，要尽早进行手术。不过，因为血糖高，患者的伤口不容易愈合，而且感染的风险大，所以，糖尿病患者的手术风险比较大。因此，患者在确定做手术前，一定要先进行各项相关的检查，尽量把手术的风险降至最低。在手术前，患者还要按时服药，控制饮食，尽量把血糖值控制在正常水平，以便预防手术并发症。最后，患者做完手术后仍然需要控制好血糖，并要避免揉眼和剧烈运动。

专家对您说

糖尿病人如果有需要，可以佩戴眼镜，但要尽量不戴或者少戴隐形眼镜。因为长期戴隐形眼镜会加深干眼症状，并影响糖尿病人对血糖的控制，患者更容易出现并发感染，而发生眼部病变的概率也将增大。

糖尿病患者不宜长时间用眼，例如阅读、使用电脑等。尤其在使用电脑的时候，电脑屏幕的光线要柔和，避免太亮刺眼，而且身体与电脑之间最好保持60厘米以上的距离。因为过度用眼容易造成视疲劳，影响视力，增加了眼部病变的风险。

每天定时做眼部运动、眼保健操，尤其在长时间用眼后，更要让眼睛好好休息一下，而眨眨眼睛，做一下瞬目运动，都有助于缓解眼部疲劳。

女性糖尿病人尽量少用或者不用眼线、眼影等化妆品，因为使用眼部化妆品不利于泪液蒸发，而且更容易出现感染，增加了罹患眼病的风险。

最后，患者要注意补充维生素，多吃富含维生素的新鲜蔬果、也有助于对眼病的预防和调理。

中医调理方

眼睛周围有八条经络，还有许多重要穴位，经常按摩眼部，有助于对糖尿病眼病的预防和调理。

【承泣穴】

• 取穴方法 •

正坐或仰卧，正前方平视，瞳孔直下，眼球之下，眶下缘之上。

• 按摩方法 •

用双手食指或者中指按揉穴位20～30次，动作缓慢有力，以被按摩穴位酸胀为度。

• 功效 •

经常按摩此穴，有助于疏风清热，明目止痛，改善眼睛酸痛流泪、夜盲症、充血等症状。

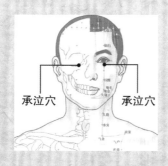

承泣穴　　承泣穴

【鱼腰穴】

• 取穴方法 •

正坐平视前方，瞳孔直上的眉中点。

• 按摩方法 •

用双手中指或者食指按揉穴位20～30次，动作缓慢有力，以被按摩穴位酸胀为度。

• 功效 •

经常按摩此穴，有助于改善眼睑下垂、目翳、目赤肿痛等症状。

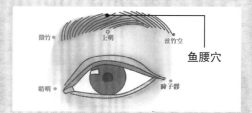

攒竹　上明　丝竹空　鱼腰穴
睛明　　瞳子髎

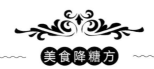

美食降糖方

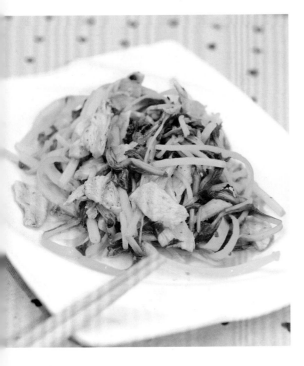

豆苗炒鸡肉

原料： 豆苗350克，鸡胸肉200克。

辅料： 食用油、食盐、淀粉、料酒、花椒、味精各适量。

做法：

1 豆苗洗净沥水；鸡肉洗净切丝，用少许食盐、淀粉、料酒拌匀后略腌。

2 炒锅烧热倒油，放入花椒爆香，倒入鸡肉丝迅速滑炒至变色。

3 放入豆苗继续炒熟，加入食盐、味精炒匀即可。

功效：

这道菜富含蛋白质、B族维生素、维生素C、胡萝卜素、膳食纤维等成分，具有清热解毒、利尿活血、补肝明目等功效，有助于糖尿病人调节血糖，改善相关症状，辅助防治眼部病变。

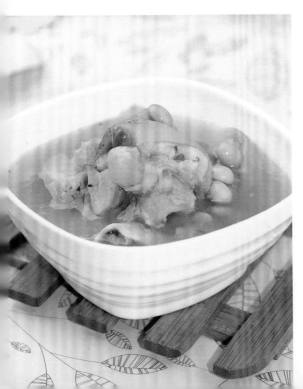

黄豆猪蹄汤

原料： 猪蹄1个，黄豆200克。

辅料： 食盐、料酒、味精、大葱、生姜各适量。

做法：

1 猪蹄去毛洗净后焯水备用。

2 黄豆泡发后洗净；大葱洗净切段；生姜洗净切片。

3 把猪蹄、黄豆、姜片、葱段一起放进锅中，加入料酒和适量水，大火烧开后滤除浮沫，然后改小火炖煮至猪蹄软烂。

4 加入食盐、味精调味即可。

功效：

这道菜具有健脾和胃、祛湿止泻等功效，有助于改善糖尿病人脾胃失调、营养不良、贫血等症状，辅助防治眼部病变，兼有养颜的作用。

美食降糖方

芹菜双冬茶

原料： 芹菜500克，麦门冬、天门冬各15克。

做法：

1 芹菜择洗干净后切碎，然后用榨汁机榨汁，约500毫升。

2 把麦门冬、天门冬略微清洗后，放进锅中，加入约500毫升水，烧沸后改小火煎至药液约200毫升。

3 分别将250毫升芹菜汁和100毫升药液冲兑在一起，混合均匀后早、晚各服1次。

功效：

这道药茶有滋阴清热，降血糖的作用，有助于改善糖尿病的相关症状，对糖尿病合并视网膜病变具有辅助防治和调理作用。

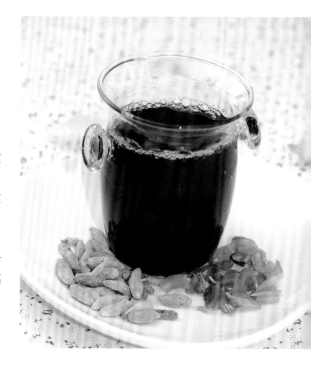

萝卜豆奶茶

原料： 白萝卜250克，豆浆250毫升。

做法：

1 白萝卜洗干净后切小块，然后用榨汁机榨汁。

2 把豆浆倒入锅中小火烧沸，再兑入白萝卜汁和匀即可。

功效：

这道茶具有滋阴清热、明目降糖的功效，有助于糖尿病人控制血糖，改善燥热烦渴、视物昏花等症状，帮助防治和调理眼部病变。

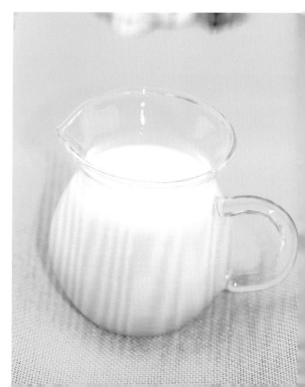

糖尿病合并口腔疾病怎样调理

糖尿病同样会对口腔造成一定程度的损害，尤其在血糖控制不理想时，更容易引起口腔疾病，如牙龈炎、牙周炎、龋齿、口腔黏膜病等。而如果口腔疾病得不到及时的治疗和护理，又会进一步加重糖尿病的症状。

疾病症状早知道

糖尿病患者很容易并发口腔疾病，例如比较严重的牙周病，容易出现多发性牙周脓肿；龋齿、牙髓炎、根尖炎的发生率增加；牙龈呈深红色、肿胀，容易出血或者剥落；牙周容易脓肿，而且经常复发。患者还可能在短期内迅速形成牙结石。因为牙结石沉积，牙龈被剥离，牙周膜被损坏，又会很快形成牙周袋。另外，病人的口腔内部比较干，唾液少，容易口渴；舌体肿大，舌苔颜色深，患者经常会感觉到口腔黏膜灼痛，口干而且味觉异常，严重的病人还会有口臭。患者口腔有时候还会发生细菌和真菌感染。拔牙后，拔牙创面愈合慢。

日常保健要重视

因为糖尿病人很容易出现口腔感染，罹患口腔疾病，所以，为了预防和治疗糖尿病口腔疾病，对口腔的日常护理极为重要。

糖尿病人进行口腔护理的主要目的是为了保持口腔清洁、湿润，帮助预防口腔感染，防止口臭、口垢，维持口腔的正常功能。在进行日常护理时，要注意观察口腔黏膜和舌苔的变化，检查口腔内有无特殊的气味，等等。

患者可以根据自己的病情，选择不同浓度的药物溶液漱口，如 1% ~ 3% 的过氧化氢溶液、2% ~ 3% 的硼酸溶液、1% ~ 4% 的碳酸氢钠溶液、0.1% 的醋酸溶液，以及 0.02% 的呋喃西林溶液等。另外，患者在注意口腔卫生的同时，还要积极控制好血糖，并定期前往口腔科进行专业检查。

总之，糖尿病人只要能够积极控制好血糖，让血糖值保持稳定，并注意个人口腔卫生，就能有效避免口腔疾病。

小贴士 糖尿病人拔牙需谨慎

由于血糖高，糖尿病人拔牙后很容易出现出血不止、感染加剧的情况，甚至可能引起败血症。所以，糖尿病人拔牙一定要谨慎，不要轻易拔牙。如果患者需要拔牙，应该前往正规医院，而且在拔牙前，血糖值必须控制在 8.9mmol/L 以下。拔牙前还要做好准备工作，比如冲洗发炎的牙周袋，脓肿的牙龈要先切开引流，对全身进行抗感染治疗，等等。

此外，患者拔牙后最好使用抗生素。需要注射胰岛素的病人，拔牙时间不宜超过两小时，患者拔牙前后的禁食时间也不宜过长，以免出现低血糖。

专家对您说

＊养成饭后漱口的好习惯。如果口腔有炎症，可以根据医生的建议，选用一些具有治疗作用的药物溶液含漱，帮助抑制细菌、消除炎症、防止口臭和感染，改善口腔生态环境。

＊早晚刷牙有助于预防龋齿、牙周病等，定期更换牙刷和牙膏，维护口腔微生态环境健康。

＊正确使用牙线和冲牙器。如果牙齿之间的间隙较大，牙龈萎缩、食物嵌塞比较严重，最好使用牙线或者冲牙器去除牙齿之间的食物残渣，避免用牙签，因为牙签容易伤害牙齿，引起出血并发生感染。

＊糖尿病口腔疾病患者的日常饮食宜清淡，食物要软烂易嚼，容易消化，可以适量多吃土豆、芋头、红薯、山药、南瓜之类的食物。

＊忌烟酒、咖啡、可可及辛辣刺激性食物，如葱、蒜、姜、花椒、辣椒、桂皮等，以免加重病情。

＊忌食含骨刺及粗纤维多的食物，因为这类食物容易伤害牙龈和口腔黏膜。坚硬、粗糙、不容易消化的食物也最好不吃。

＊忌食酸性食物和甜食，少吃或不吃零食，这些食物都不利于口腔保健。

中医调理方

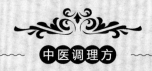

自制中药含漱液

■药材：

（1）薄荷：发散风热、透疹解毒，适用于口腔病变早期，牙龈肿痛，具有抗炎、镇痛、止痒作用。

（2）淡竹叶：清凉解热，具有清热、抑菌作用，适用于有心火炽盛症状的口腔疾病患者。

（3）双面针：活血散瘀、行气止痛，具有镇痛、抗炎以及局部麻醉等作用，适用于牙龈反复出血、色泽瘀深、疼痛明显的患者。

（4）金银花：清热解毒、消散痈肿，具有抑菌、抗炎、解毒的作用，适用于牙龈出血流脓等急性炎症期。

■制作方法：

根据不同病情和症状，在上述药材中任选一种或多种，用量为15克，放进锅中，加100～200毫升水，煮沸5分钟后，晾凉即可使用。

■使用方法：

每天早晚刷完牙，清洁口腔之后，取大约20毫升药液含漱。含漱时，分别低头，让药液浸泡前牙牙龈；或者头部分别偏向左、右两侧，让药液浸泡左、右两侧的牙龈；或者头部后仰，让药液浸泡后牙牙龈。每次浸泡口腔出血部位约3分钟。

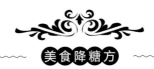

美食降糖方

山药智仁粥

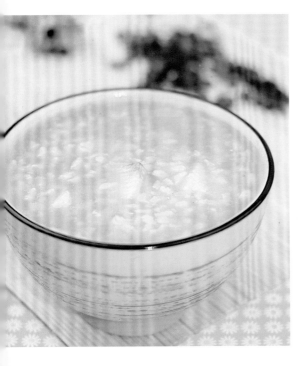

原料：大米100克，山药50克，益智仁10克。

做法：

1 大米淘洗后浸泡30分钟。

2 山药削皮，洗净切块。

3 益智仁略微清洗，放进锅中，加适量水，大火烧沸后改小火煎20分钟。

4 放入大米和山药，烧沸后，继续改小火熬煮至粥熟即可。

功效：

这道粥具有健脾暖胃、固气涩精等功效，能有效改善脾肾虚寒、遗尿、多涎等症状，并有助于防治和调理糖尿病口腔病变。

绿豆菊花汤

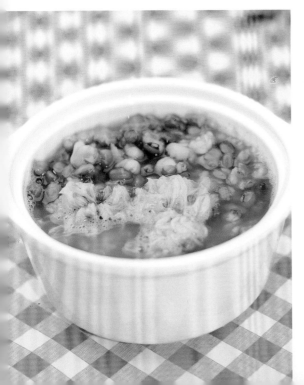

原料：绿豆100克，菊花10克。

做法：

1 绿豆洗净后，放进锅中，加适量水，烧沸后改小火煮至绿豆裂开，熟烂。

2 放入菊花，继续煮1分钟后离火，盖好锅盖焖10分钟左右即可。

功效：

这道汤具有清热解毒、抗炎消肿等功效，不仅能有效降血糖，改善糖尿病人燥热烦渴等症状，还有助于防治和调理口腔病变。

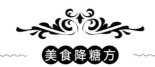

美食降糖方

川椒西红柿牛肉面

原料：挂面100克，川椒10克。

辅料：食用油、酱油、西红柿牛肉卤各适量。

做法：

1 川椒先用小火炒干，再用料理机打成细末。

2 炒锅烧热倒油，放入川椒面爆香，再加入酱油和匀成调味汁备用。

3 汤锅中倒入适量水，烧沸后放入挂面，中小火煮至挂面熟。

4 将挂面盛入碗中，加入步骤2中的调味汁及西红柿牛肉卤和匀即可。

功效：

川椒即花椒，有抑菌抗炎、温中止痛、杀虫止痒的功效。这道面食有助于缓解口腔炎、龋齿等症状，对糖尿病合并口腔病变有辅助防治和调理作用。

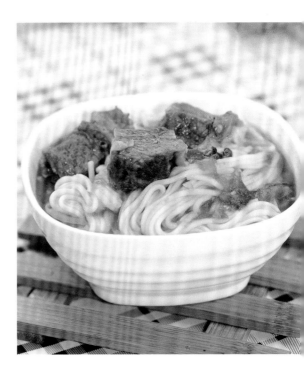

蒲公英大米粥

原料：大米100克，薄公英5克。

做法：

1 蒲公英略微清洗后，放进锅中，加适量水，大火烧沸后改小火煎30分钟，滤汁去渣。

2 大米淘洗后，放入蒲公英水中，小火熬煮至粥熟即可。

功效：

蒲公英具有清热解毒、抗菌消炎的功效，与大米搭配煮粥食用，有助于降血糖，并对糖尿病合并口腔病变有辅助防治和调理作用。

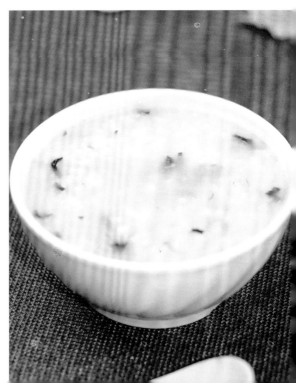

糖尿病合并皮肤病变怎样调理

糖尿病人由于体内血糖值偏高，致使皮肤组织中的微血管受损并引起代谢异常。因此皮肤黏膜经常处于慢性脱水、缺氧和营养不良状态，很容易罹患各种皮肤疾病。

疾病症状早知道

糖尿病皮肤病变的主要症状表现为：

* 由于皮肤组织中的糖分高，所以患者周身皮肤通常会出现瘙痒症状并且难以忍受，同时伴有皮肤干燥、脱屑。

* 患者的面部、手足可能会出现红色斑疹，在血糖得到控制并保持稳定后，斑疹可以自行消退；当血糖波动剧烈，得不到良好控制时，斑疹又可能会复发。

* 患者身上可能会出现多处皮肤硬块，这种情况以女性糖尿病患者更为常见。在疾病初期，通常表现为隆起的斑丘疹，然后逐渐变成不规则的破皮病样斑块，呈淡黄色，表面光滑，周围呈紫红色，偶尔破溃后会形成溃疡。

* 患者的足底和手掌可能会出现像被烫伤一样的水泡或者大疱，而且经常破溃后形成溃疡，往往久治不愈，并容易发生细菌感染。

* 在皮肤病变的早期，患者两小腿胫前会出现卵圆形的暗红色斑丘疹，表面有少许鳞屑，以后会逐渐形成具有色素的凹陷性疤痕，不痛不痒，可以是一处或者多处部位。

日常保健要重视

患者在平时可以多吃一些新鲜的西红柿。因为西红柿具有健胃消食、生津止渴、养颜润肤的作用，而且西红柿中所含的番茄红素对多种易引发皮肤病的细菌和真菌具有抑制作用。

患者可以根据皮肤病患的部位，在专业医生的建议下，分别采用湿敷、浸泡、坐浴、洗浴等方法，对患处进行清洗。如果皮肤上有脓疱，要先把脓疱挑破后再洗。洗完后再涂擦药物。如果皮肤患处糜烂，可以把药物涂在纱布上再贴在患处进行治疗。

最后，患者要注意不要让手足长时间浸渍在水中，用完水后要及时擦干双手，更不要撕指甲周围皮肤上的肉刺，以免造成损伤，引起真菌感染。

小贴士　正确处理皮肤瘙痒

皮肤瘙痒症是最常见的糖尿病皮肤病变之一，通常表现为阵发性皮肤瘙痒，白天较轻，夜晚加剧，最先只是身体的某处瘙痒，在挠抓后迅速扩展到全身，而且患者通常将皮肤抓至皮破血流、感觉疼痛。饮酒、情绪波动、衣物摩擦、热水烫洗等，都有可能诱发皮肤瘙痒。

对于这种疾病，患者的自我调理很重要。忙碌的工作，丰富的业余生活，积极参加各种有趣的活动，能帮助患者分散对皮肤瘙痒的注意力。另外，在皮肤瘙痒时，千万不要挠抓，因为皮肤越挠越痒，一旦挠起来很难停下。皮肤瘙痒时，可以涂搽一些止痒药膏，或者轻轻拍打痒处进行止痒。此外，患者忌饮酒，忌食辛辣刺激性食物，避免用热水烫洗等。女性患者要保持外阴肛门部位的清洁干燥，避免外阴瘙痒。

专家对您说

* 患者宜穿宽松的纯棉衣物，穿旅游鞋、布鞋或软皮皮鞋。尽量不穿羊毛或化纤内衣，避免刺激皮肤引起瘙痒。

* 勤换衣服，毛巾经常清洗和消毒，床单保持清洁干燥。

* 每天洗脸、洗脚和清洗外阴，洗浴的水温不宜高，要使用柔软的毛巾，尽量减少对皮肤的刺激。可以使用性质温和的洗面奶或洗面皂，不要用力搓脸或者擦脸。

* 避免频繁洗澡。夏季每周可以洗 2 ~ 3 次，冬季每周可以洗 1 ~ 2 次。洗澡水的温度不宜太高，每次洗澡时间不宜长。洗澡时也不宜用力搓洗。避免搓背和长时间泡澡，不用刺激性的清洁用品。洗完澡后可以在身体上适量涂擦润肤油，保持皮肤水分。

* 日常饮食要清淡，多吃新鲜蔬菜、水果，如芹菜、白菜、油菜、西红柿、黄瓜、冬瓜、萝卜、胡萝卜、菠菜、苹果、荔枝等，有助于防治便秘，改善肠道功能，缓解皮肤瘙痒症状。

忌食辣椒、酒、大蒜、芥末、胡椒等辛辣刺激性食物及腌制品等，巧克力也最好少吃或者不吃。鱼、虾、蟹、蚌、羊肉、狗肉等容易引起皮肤过敏，尽量少吃或不吃。戒烟戒酒，尽量少喝或者不喝咖啡和浓茶。

* 饮食烹饪尽量以炖、煮、熬、蒸为主，少用或者不用炒、煎、烤、熏的烹饪方法。

中医调理方

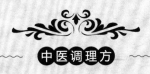

自制中药洗浴液

■洗浴药方：

苦参 30g，蛇床子 30g，蒲公英 30g，黄柏 30g，地肤子 20g，枯矾 20g。

■制作方法：

把上述药材放进干净锅中，加适量水，大火烧沸后改小火煎煮 30 分钟，然后滤汁去渣。

■使用方法：

根据不同的皮肤病患部位，分别采用湿敷、浸泡、坐浴、洗浴等方法，每次用药液洗 20 分钟，每天洗 1 ~ 2 次。如果皮肤上有脓疱，要先把脓疱挑破后再洗。

洗完后，在皮肤有红斑的部位，可以用青黛散或者枯矾粉外扑；如果皮肤上有糜烂，可以把青黛散涂抹在干净纱布上，然后贴敷在患处。

美食降糖方

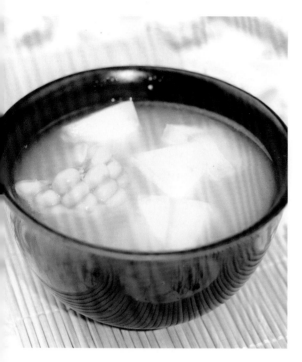

冬瓜玉米汤

原料： 冬瓜100克，玉米棒子1根，玉米须15克。

做法：

1 冬瓜削皮，洗净切块；玉米棒子洗净后切小段；玉米段略微清洗后，用纱布包扎好。

2 把冬瓜、玉米和玉米须一起放进汤锅中，加适量水，大火烧沸后改小火煮至冬瓜和玉米熟。可加入食盐调味。

功效：

这道汤具有清热解毒、利湿消肿等功效，不仅有助于控制血糖，改善糖尿病人烦渴、燥热、水肿等症状，还有助于缓解皮肤水疱症状，辅助防治和调理皮肤病变。

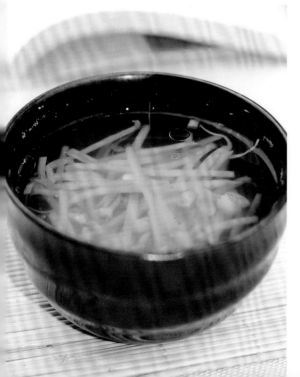

黄豆芽汤

原料： 黄豆芽200克。

辅料： 食用油、食盐、味精、葱花、花椒各适量。

做法：

1 黄豆芽洗净后沥水。

2 炒锅烧热倒油，放入花椒爆香，加适量水烧沸。

3 放入黄豆芽煮熟。

4 加入食盐、味精调味，撒上葱花即可。

功效：

这道汤富含植物蛋白、亚麻油、B族维生素、维生素E等成分，具有利湿消肿、润肌活血等功效，有助于糖尿病人防治和调理皮肤病变。

莲藕粥

原料：鲜莲藕100克，大米100克。

做法：

1 莲藕洗净切小块；大米淘洗后略微浸泡。

2 把大米和莲藕放进粥锅中，加适量水，大火烧沸后改小火熬煮至粥熟。

功效：

这道粥具有清热解毒、止血散瘀、祛斑润肤的作用，有助于降血糖，改善糖尿病的相关症状，辅助防治和调理糖尿病皮肤病变。

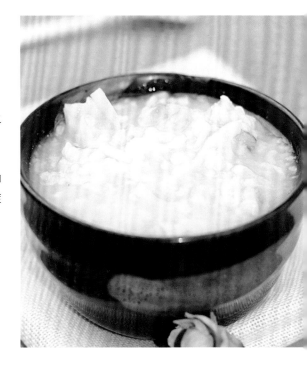

桃仁粥

原料：大米100克，桃仁20克。

做法：

1 桃仁用料理机打成细末备用。

2 大米淘洗后放进粥锅中，加适量水，大火烧沸后改小火熬煮至粥熟。

3 放入桃仁细末和匀，继续煮1分钟即可。

功效：

这道粥具有活血化瘀的功效，有助于控制血糖，改善糖尿病相关症状，辅助防治和调理糖尿病皮肤病变。

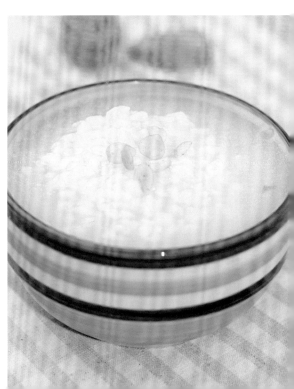

糖尿病合并脑血管病变怎样调理

糖尿病人由于血糖高，会导致体内的脂肪和蛋白质代谢紊乱，继而引起颅内大血管和微血管病变，并诱发脑血栓、脑梗死、脑中风等疾病。与非糖尿病人相比，糖尿病人罹患脑血管疾病的风险增加了四倍，并且成为糖尿病人致死、致残的主要原因之一，严重影响着糖尿病人的生存质量，威胁着糖尿病人的生命安全。

疾病症状早知道

糖尿病脑血管病变患者通常存在着认知功能方面的障碍，如记忆力衰退、理解力和判断力下降，某些病情严重的患者，甚至可能反应迟钝、表情呆滞、生活不能自理。有少数脑出血患者可能出现昏迷症状。

当患者出现大面积脑梗塞以及颅内压增高时，可能会出现呕吐、剧烈头痛等症状；如果患者的大脑皮层言语中枢受到损害，可能会导致失语；还有的患者可能会出现身体偏瘫。

另外，患者通常从身体一侧上肢开始突然发病时，然后在几小时或一两天内发展到身体的其他部位。

所以，糖尿病人一旦反复出现头痛眩晕、头部跳痛等症状，必须立刻就医。

日常保健要重视

患者在日常生活中首先需要控制和稳定血压及血糖，尽量及早抑制和延缓糖尿病早期微血管病变的进程；患者还要积极预防低血糖，因为如果反复出现低血糖或糖代谢低下，更容易诱发脑血管疾病。另外，患者也需要预防感染，有的病毒和病菌感染也容易诱发脑血管病变。

患者还需要养成良好的饮食习惯，对每餐膳食进行合理、科学的安排。例如，消化功能弱，牙齿咀嚼功能差的患者，可以少食多餐，而且食物要尽量细、烂、软。进食的速度也不宜太快，每餐只吃七八分饱即可，忌暴饮暴食和偏食。

患者可以适量进食蔬菜，尤其绿叶菜有助于增强记忆力，还能帮助补充体内的微量元素；尽量少吃或者不吃胆固醇含量高的动物内脏；可以多吃鱼、虾等高蛋白、低脂肪食物。

另外，患者忌食生冷寒凉或辛辣燥热的食物，戒烟戒酒，适当运动，肥胖型糖尿病患者更要减肥，控制体重。

小贴士 陪伴护理防意外

某些糖尿病脑血管病变患者可能会出现意识障碍，如嗜睡、昏睡、意识模糊等症状。

如果患者病情较轻，对外界刺激仍有反应，能够被唤醒，并且能够正确回答问题，但又很快入睡，这种情况属于嗜睡。

如果患者需要多次大声呼唤才能够醒来，并且醒来后不能正确回答问题，这种情况属于昏睡。

如果患者唤不醒，推动患者也没有反应，这种情况属于昏迷。

凡具有以上情况的患者，最好有人随身陪伴，以防意外。

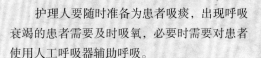

专家对您说

　　患者无论处于嗜睡、昏睡还是昏迷状态，最好侧卧，并将头部偏向一侧，这样有助于保持呼吸道畅通，避免体内分泌物或者呕吐物误入气管引起窒息。

　　护理人要随时准备为患者吸痰，出现呼吸衰竭的患者需要及时吸氧，必要时需要对患者使用人工呼吸器辅助呼吸。

　　对患者大小便也要加强护理，帮助患者预防肺部和泌尿道感染，对昏迷的患者要加强口腔护理，防止口腔病菌感染。

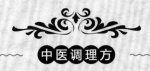

中医调理方

【合谷穴】

·取穴方法·

拇指和食指两指张开，将另一手拇指的关节横纹放在虎口上，拇指尖点到之处。

·按摩方法·

用一只手的拇指和食指捏住另一只手的虎口处，拇指的指腹恰好按压在合谷穴位上，捏揉 3 ~ 5 分钟，每天捏揉 2 ~ 3 次，以被按摩部位感觉酸痛为度。

·功效·

按摩此穴，有助于祛风解表、通络镇痛，帮助患者缓解头痛眩晕、困倦、耳鸣、耳聋、神经衰弱等症状，对痴呆有一定预防和调理作用。

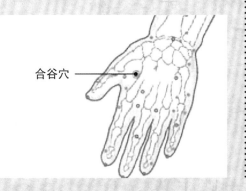

合谷穴

【中冲穴】

·取穴方法·

在中指的指腹尖端处。

·按摩方法·

用一只手的拇指和食指捏住另一只手的中指的指腹尖端，拇指的指腹恰好捏按在穴位上，按揉 3 ~ 5 分钟，每天按摩 2 ~ 3 次，以被按摩穴位酸胀为度。

·功效·

按摩此穴，有助于清心开窍，改善患者昏厥、心痛、中风昏迷、舌苔肿痛、头痛等症状。

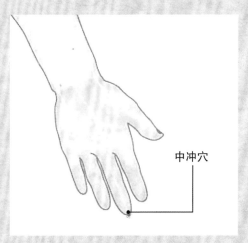

中冲穴

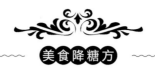

美食降糖方

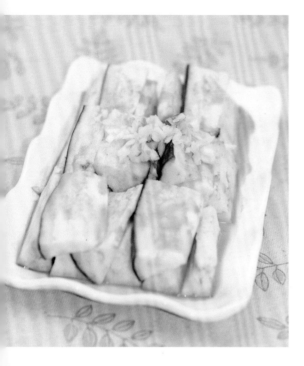

麻香茄子

原料： 长茄子500克。

辅料： 芝麻酱50克，食盐、蒜蓉各适量。

做法：

1 茄子洗净后，削皮切块并盛入干净容器中。

2 蒸锅中倒入适量水，大火烧沸后，放入装茄子的容器，继续用大火隔水蒸20分钟。

3 将蒸锅中的茄子取出晾凉后，用手撕成条状，摆放在盘中。

4 把蒸茄子时渗出的汤汁盛入小碗内，放入食盐、蒜蓉、芝麻酱拌匀成调味料。

5 把调味料浇淋在茄子上拌匀即可。

功效：

茄子具有清热活血、消肿止痛等功效。这道菜有助于降血糖，对糖尿病脑血管病也有辅助防治和调理作用。

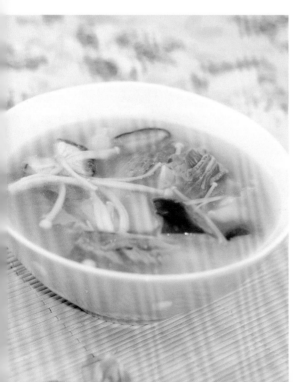

蘑菇油菜汤

原料： 蘑菇、油菜各100克，金针菇50克。

辅料： 食盐、香油、味精、姜片各适量。

做法：

1 蘑菇洗净，将菌伞和菌根分开，菌伞四等分，菌根切片。

2 油菜、金针菇分别清洗干净。

3 把姜片放进锅中，加适量水，烧沸后放入蘑菇继续煮开。

4 放入油菜、金针菇，煮开后继续煮2分钟。

5 加入食盐、味精调味即可。

功效：

这道汤富含维生素C、B族维生素、膳食纤维、钙、磷、铁、钾等成分，具有清热解毒、润肠通便、消脂降压等功效，对糖尿病合并高血脂、高血压、便秘、脑血管病变等，均有辅助防治与调理作用，常食能增强免疫力。

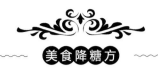

美食降糖方

凉拌生菜

原料： 生菜300克，水发黑木耳100克。

辅料： 姜末、食盐、味精、香醋、香油各适量。

做法：

1 生菜择洗干净后，用手撕成小片，用少许食盐拌匀后略腌5分钟。

2 黑木耳洗净切小片。

3 把生菜、黑木耳盛入盘中，加入食盐、味精、醋、香油和姜末拌匀即可。

功效：

这道菜富含B族维生素、维生素C、膳食纤维、莴苣素、甘露醇及多种矿物元素，具有清热解毒、杀菌抗炎、活血通络、镇痛催眠等功效，不仅能有效降血糖，改善糖尿病的相关症状，还有助于防治脑血管病变。

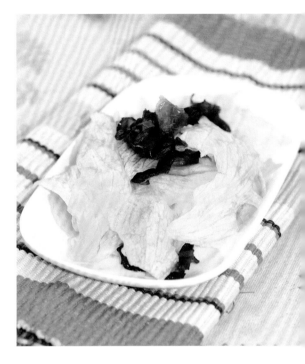

萝卜汁

原料： 白萝卜500克。

做法：

1 白萝卜洗干净后切小块。

2 把白萝卜放进榨汁机中，加适量凉开水榨汁。

功效：

白萝卜有清热解毒、消食下气、利尿消肿等功效，这道萝卜汁不仅能促进消化，还能帮助降血糖，对糖尿病合并高血压、高血脂、脑血管疾病等，均有辅助防治与调理作用。

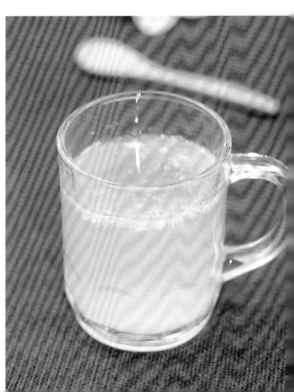

糖尿病合并高血压怎样调理

在临床上，许多糖尿病人都伴随有高血压。与无高血压的糖尿病患者，或者无糖尿病的高血压患者相比，糖尿病合并高血压患者罹患心肌梗死、脑血管疾病的风险更大，而且并发眼底、肾脏、神经系统疾病的机率更高，病情往往也更严重。

疾病症状早知道

糖尿病合并高血压患者的主要临床表现为多饮、多尿、多食、困倦乏力、消瘦、头痛眩晕、视物模糊、失眠、颈项僵硬等症状；有时候，患者还可能出现心悸胸闷、水肿等症状。糖尿病合并高血压患者还容易出现低血压症状，患者往往夜间血压高，但只要一起床，或者蹲下后突然站起来，都容易因为血压过低而发生晕厥。此外，Ⅰ型糖尿病合并高血压患者通常还会并发肾病，使得对糖尿病和高血压的治疗更加困难。

日常保健要重视

糖尿病合并高血压患者首先需要控制好血糖和血压，除了坚持服药，还需要科学合理地安排好每天的生活，并重视日常保健。

患者需要坚持运动，尤其是每天坚持晨练更有助于控制疾病。但是患者不宜进行过于剧烈的运动，可以选择散步、打羽毛球、做体操、练太极拳等运动形式，有助于增强血管的舒缩能力，缓解全身中小动脉血管的紧张度，帮助患者更好地降低血压，稳定血糖。

另外，患者每天早晨起床或者午睡后起床，不宜过于着急，应该先活动一下四肢和头颈部，让肌肉和血管平滑肌恢复适当张力，避免出现头痛、头晕；然后再慢慢坐起来，稍微活动一下上肢再下床，避免血压剧烈波动。

患者洗漱最好用温水，太凉和太热的水都容易刺激皮肤，引起周围血管舒缩，影响血压。洗漱后喝一杯白开水，不仅能清洗肠胃，还能稀释血液，降低血黏度，促进血液循环，防治脑血栓。

小贴士 控制血糖降血压

糖尿病和高血压被称为同源性疾病，胰岛素抵抗是二者共同的发病基础。因为胰岛素主要在人体肝脏和肌肉组织中发挥降血糖的作用，而糖尿病、高血压患者往往脂肪组织增加，肌肉含量减少，并且通常伴有血脂代谢紊乱，血糖不容易降下来。机体为了使血糖正常，就会代偿性地释放更多的胰岛素。虽然胰岛素能够促进蛋白质、脂肪等合成，但同时也能使人体内的水分和钠盐潴留，体重增加，从而加重高血压症状。而高血压又会引起或加重糖尿病患者的大血管和微血管并发症。所以，糖尿病和高血压往往互相作用，形成恶性循环。

专家对您说

糖尿病合并高血压患者往往需要长期服药，但是，患者服药有讲究。

在糖尿病合并高血压的早期阶段，患者只需要服一种降压药就能控制好血压；随着患者病情的逐渐发展，患者需要逐渐增加服药的种类和数量，有的患者甚至需要同时服用多种降压药才能控制好血压。

一般来说，患者首选血管紧张素转换酶抑制剂类的降压药（ACEI），这类药可以减少血管紧张素，抑制血压升高，保护心血管，对心脏功能衰竭具有一定治疗作用。但是，如果患者还合并有肾血管狭窄、肾脏功能障碍、高血钾等疾症，则需慎用。

其次，患者可以选择钙通道拮抗剂。这类药能抑制钙进入血管壁，有扩张血管、降血压的作用，并对冠心病有一定疗效，如硝苯地平等。但是这类药虽然能令血压迅速下降，但血压也容易反弹，波动大。

患者还可以根据具体情况选用美托洛尔、阿替洛尔、特拉唑嗪等药物。

但是，每种药物都各有优缺点，患者具体用药宜根据个人情况，严格遵守医嘱，忌随意用药，以免发生意外。

中医调理方

糖尿病合并高血压患者可以经常进行自我按摩，有助于控制血糖，稳定血压，缓解相关症状。

【太冲穴】

•取穴方法•

正坐垂足，在足背第 1、第 2 跖骨之间，跖骨底结合部前方凹陷处，在踇长伸肌腱外缘。

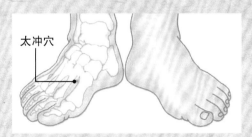

太冲穴

•按摩方法•

用一只手的拇指的指腹按揉太冲穴，每天按揉 2 ~ 3 次，每次 3 ~ 5 分钟，以被按摩部位稍微感觉疼痛酸胀为度。

•功效•

按摩此穴有助于调节血压，并对高血压引起的头痛眩晕、目赤肿痛、视物不清及脑血管疾病等有辅助调理作用。

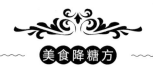

美食降糖方

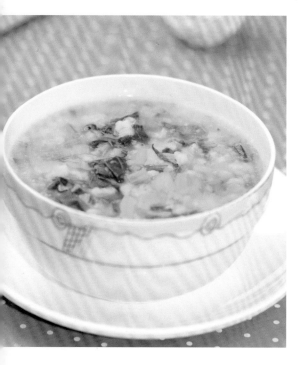

芹菜粥

原料： 大米100克，鲜芹菜50克。

做法：

1 芹菜择洗干净后切碎。

2 大米淘洗后用清水浸泡30分钟。

3 把大米放进粥锅中，加适量水，烧沸后改小
火熬煮至九成熟。

4 加入芹菜继续煮至粥熟即可。

功效：

这道粥具有清热排毒、润肠通便、消脂降压等
功效，有助于降血糖、降血压、降血脂，改善
糖尿病相关症状，尤其适宜糖尿病合并高血压
患者食用。

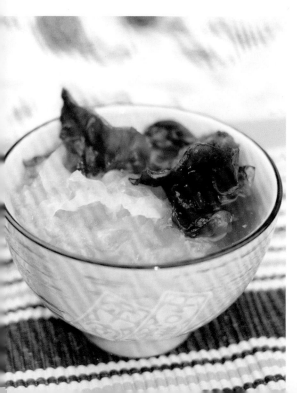

炖木耳汤

原料： 黑木耳、银耳各20克。

做法：

1 分别将黑木耳和银耳泡发并清洗干净。

2 把黑木耳和银耳放进汤锅中，加适量水，烧
沸后改小火炖煮至木耳熟烂即可。可加入少
许食盐或白糖调味。

功效：

这道汤有助于降血糖，改善糖尿病人腰酸耳
鸣、食欲不振、血压偏高、便秘等症状，尤其
适宜糖尿病合并高血压患者食用。

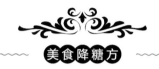

美食降糖方

虾皮拌菠菜

原料： 菠菜400克，虾皮25克。

辅料： 食盐、香醋、香油、味精、白芝麻各适量。

做法：

1 虾皮用清水略微浸泡并洗净备用。

2 菠菜择洗干净后，切成长短适中的段，放进沸水中氽烫断生后过凉沥水。

3 把菠菜、虾皮盛入盘中，加入食盐、味精、香醋、香油、撒上白芝麻拌匀即可。

功效：

这道菜富含B族维生素、维生素C、膳食纤维、钙、磷、铁等成分，具有清热降压、养肝补血等功效，有助于改善糖尿病相关症状，尤其适宜糖尿病合并高血压、缺铁性贫血人士食用。

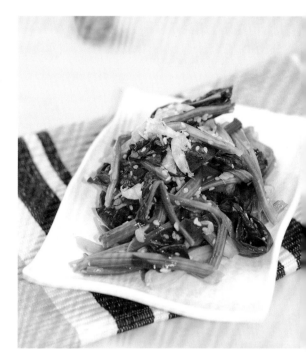

玉米蛤肉汤

原料： 蛤蜊肉100克。

辅料： 鲜玉米棒子300克，食盐适量。

做法：

1 玉米棒子洗干净后，切成小段；蛤蜊肉略微清洗备用。

2 把玉米放进汤锅中，加适量水，烧沸后改小火煮20分钟。

3 放入蛤蜊肉继续煮30分钟，加入食盐调味即可。

功效：

这道汤富含蛋白质、多种维生素、膳食纤维、钙、磷、铜、铁、锌、锰、硒等营养成分，具有清热滋阴、消脂降糖等功效，有助于控制血糖，改善糖尿病人烦渴、肥胖、血压和血脂偏高等症状。

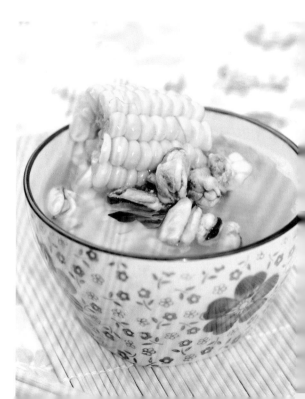

糖尿病合并高血脂怎样调理

一般来说，正常人血脂偏高的概率大概是20%～40%，而糖尿病人并发高血脂的概率则高达60%。因为糖尿病人体内的胰岛素相对或绝对缺乏，脂肪代谢紊乱，所以在罹患高血脂的同时，还容易罹患动脉硬化、心肌梗死、冠心病、脑卒中等疾病。

疾病症状早知道

一般来说，在糖尿病合并高血脂的早期阶段，患者除了糖尿病的相关症状外，通常没有其他明显症状；随着病情的进展，患者会逐渐出现头晕、神疲乏力、失眠健忘、肢体麻木、胸闷、心悸等症状，而且多数患者体重超重或者肥胖；严重的患者还可能出现头晕目眩、头痛、胸痛气短、口角歪斜、不能说话等症状，并最终会引起冠心病、脑中风、动脉硬化、心绞痛、心肌梗死等疾病。

日常保健要重视

首先，糖尿病合并高血脂患者需要在医生的指导下坚持进行服药治疗。

其次，在日常生活中，患者的饮食起居宜有规律，不宜经常熬夜，因为经常熬夜容易造成体内的脂肪代谢紊乱，会影响对病情的治疗和控制。

第三，患者需要对日常饮食结构进行调整，做到膳食营养均衡，远离高盐、高脂、高糖食品，多吃鱼肉、蔬菜、水果等。

第四，患者宜每天坚持运动锻炼。锻炼要适度，因人而异，可以选择散步、慢跑、做体操、打太极拳、打羽毛球、打乒乓球、钓鱼、跳舞、登山、游泳等运动形式。

第五，患者需要养成良好的卫生习惯，每天早晚按时刷牙、洗漱，按时用餐，戒烟戒酒，可以多喝茶，每天适当午睡一会儿，并保持和谐适度的性生活。

患者还要注意保持心理健康，保持乐观开朗的情绪，避免不良刺激。因为不良刺激容易引起人体心跳加快、血压上升、血黏度增加等生理变化，进而引起体内脂肪代谢紊乱，并引发高脂血症，或者使患者病情加重。

最后，患者需要经常测量体重、血压，定期检测血脂、血黏度，做到早发现，早预防，早治疗，尽量提高患者的生存质量。

小贴士 了解病因早防治

人体内的胰岛素不仅与血糖值密切相关，而且对人体内的脂肪和蛋白质代谢也起着主要的调控作用。由于糖尿病人的胰岛素生物调节作用发生障碍，所以患者通常伴随有脂质代谢紊乱，并出现脂质代谢异常，于是就诱发了高血脂。

另外，糖尿病合并高血脂的发病情况主要与糖尿病类型、患者病情轻重程度、患者的血糖控制水平、患者的营养状态、患者的年龄以及患者是否有高胰岛素血症等因素，均有密切关系。

专家对您说

对糖尿病合并高血脂患者来说，仅仅降糖是远远不够的。患者在必要的情况下，还需要进行"调脂治疗"。

所谓"调脂治疗"主要是通过药物干预，帮助患者减掉体内多余的脂肪，调整和控制体重，达到降血脂，稳定病情的目的。

国内外专家已经证实，对糖尿病合并高血脂患者进行"调脂治疗"，有助于减少人体大、小血管病变的发生率，减轻人体内的胰岛素抵抗，同时增强降糖药物的降糖作用，并帮助缓解药物和疾病对肾功能的损害，以及延缓糖尿病人的视网膜等眼底病变。

在"调脂治疗"中，具体用药宜遵医嘱，切忌个人盲目而随意滥用药物，尤其不宜随意滥用减肥药。

除了服药，患者还可以坚持运动，控制饮食，并通过运动减肥和节制饮食的方式，辅助药物进行"调脂治疗"，并帮助巩固"调脂治疗"的效果。

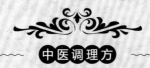

中医调理方

糖尿病合并高血脂患者可以经常进行自我按摩，有助于缓解相关症状，控制病情发展。

【大横穴】

·取穴方法·

在肚脐中间（神阙）旁开 4 寸处取穴。

·按摩方法·

可以用手的食指和中指的指腹按揉大横穴 1 分钟左右，两侧穴位可以同时进行。

·功效·

经常按摩大横穴，有助于健脾利湿，帮助消化，促进身体对营养的吸收和水谷运化，不仅有一定的减肥和降血脂作用，而且还能帮助改善腹痛、泄泻、便秘等症状。

【劳宫穴】

·取穴方法·

轻轻握拳，在中指的指尖所指之处。

·按摩方法·

用一只手拇指的指腹按揉另一只手的劳宫穴，每天按揉 2 ~ 3 次，每次 50 ~ 100 下，以被按摩部位感觉轻微酸痛为度。

·功效·

经常按摩此穴有助于活血化瘀，改善血管收缩功能，降血脂，对动脉硬化等心血管疾病有辅助调理作用。

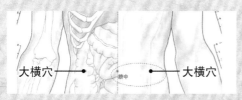

大横穴 —————　　————— 大横穴

脐中

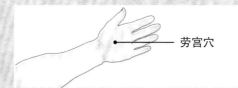

————— 劳宫穴

美食降糖方

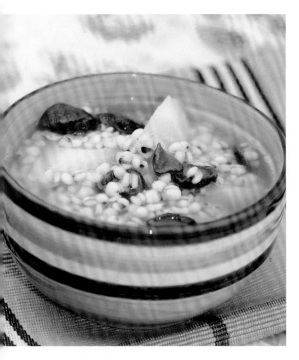

薏米山楂萝卜汤

原料： 薏米100克，鲜山楂50克，白萝卜300克。

做法：

1 薏米淘洗后，用清水浸泡3小时以上。

2 山楂洗干净后切成两半，除去籽粒。

3 白萝卜洗干净后切块。

4 把薏米放进汤锅中，加适量水，大火烧沸后改小火煮至七成熟。

5 加入山楂和萝卜继续煮熟即可。

功效：

这道汤具有祛湿利水、清热排毒、消脂降压等功效，不仅有助于降血糖，改善糖尿病的相关症状，还能帮助防治和调理高血压、高血脂、肥胖、水肿等并发症。

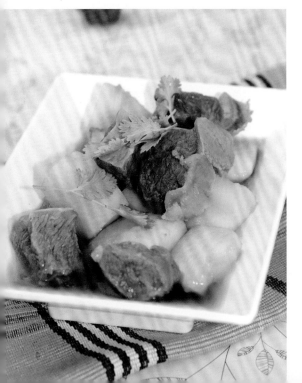

土豆烧牛肉

原料： 牛肉、土豆各500克。

辅料： 食用油、酱油、葱段、姜片、食盐、料酒、鸡精各适量。

做法：

1 牛肉洗净切块；土豆削皮，洗净后切滚刀块。

2 炒锅烧热倒油，放入牛肉煸炒至颜色变白，加入酱油、葱段、姜片、料酒炒匀。

3 加入适量水没过牛肉，烧沸后改小火炖至牛肉约八成熟。

4 放入土豆块继续煨至牛肉酥烂，加入食盐、鸡精调味即可。

功效：

这道菜具有健脾开胃、补气养血的功效，有助于糖尿病人改善脾胃失调、食欲不振、气血不足等症状，并对糖尿病合并高血压、高血脂等具有辅助调理作用。

美食降糖方

桂圆莲子汤

原料: 桂圆肉、莲子各20克,银耳5克,枸杞子适量。

做法:

1 银耳泡发并洗净;桂圆肉和莲子略微清洗。

2 先把莲子放进煲内,加适量水烧开后改小火煮至莲子熟烂。

3 加入桂圆肉、银耳、枸杞子继续煮20分钟即可。

功效:

这道汤具有消脂降压、安神宁心的功效,有助于改善高血压、高血脂及头昏眼花、心慌气短、神疲乏力、烦躁失眠等症状,糖尿病合并高血脂患者可适量食用。

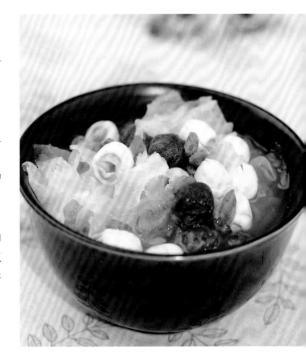

绿豆米糊

原料: 绿豆、糙米各适量。

做法:

1 绿豆、糙米淘洗后用清水浸泡至软。

2 把绿豆、糙米放进豆浆机中,加适量水,启动米糊键,直至豆浆机提示米糊做好。

功效:

这道米糊具有清热解毒、消脂瘦身、降糖降压的功效,有助于糖尿病人改善烦热、口渴、肥胖、高血脂、高血压等症状,尤其适宜糖尿病合并高血脂患者食用。

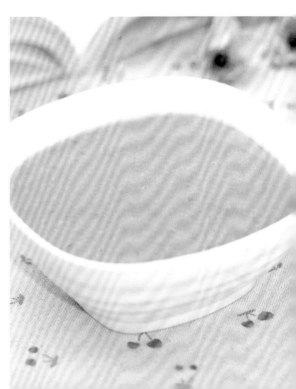

糖尿病合并心脏病怎样调理

广义的糖尿病合并心脏病包括糖尿病合并冠心病、糖尿病合并心肌病、糖尿病合并心脏自主神经病变等。与非糖尿病患者相比，糖尿病合并心脏病通常发病时间早，尤其糖尿病伴冠心病患者的病情比较严重，患者预后较差，病死率也比较高。

疾病症状早知道

糖尿病合并心脏病的临床症状呈多样化。例如，在疾病的早期阶段，患者在休息时可能会出现心动过速。患者从卧位起立时，有时会发生体位性低血压，并伴有头晕、肢体无力、心悸、大汗、视力障碍、昏厥、甚至休克等症状。患者有时候可能会出现心绞痛。另外，患者有时候可能会由于感染等原因出现严重的心律失常或心源性休克，通常发病突然，患者开始会感到短暂的胸闷、心悸，然后迅速发展到严重休克或者昏迷状态，有时候甚至可能在数小时内死亡。

日常保健要重视

首先，糖尿病合并心脏病患者需要养成有规律的生活习惯，保持心情愉快，避免情绪激动和过度劳累；其次，患者必须控制体重。据研究，体重每增加10%，患冠心病的危险就会增加38%，体重每增加20%，患冠心病的危险就会增加86%；第三，患者要戒烟戒酒，因为香烟中的烟碱会使心跳加快、血压升高、心脏耗氧量增加，尤其在30～49岁的人群中，吸烟的人罹患冠心病的风险是不吸烟的人的三倍，而且吸烟还容易使患者心绞痛发作，引起突然性的猝死。酗酒也会增加心脏负担，容易导致心律失常，影响脂肪代谢，并诱发动脉硬化；第四，患者需要改善生活环境，尽量远离污染严重和噪音强度大的地方，因为这样的环境也容易诱发心脏病；第五，因为心脏病在很多时候都与病毒感染有关，所以，患者要尽量避免到人多拥挤的地方去，尤其在感冒流行季节，更要避免在人多的场所中受到感染。

小贴士 常做检查早预防

因为糖尿病对心脏的损害进程比较缓慢，而且患者同时可能合并神经病变，在很多时候，尤其在疾病的早期阶段，患者对心脏疼痛的感觉可能不会很明显，使得患者很容易忽视自己的病情，从而容易耽误就医，延误病情，错过最佳治疗时机，甚至可能引发猝死。所以，糖尿病人必须经常进行心脏检查，做心电图等，必要时可以通过冠状动脉造影进行确诊。

另外，不管在哪种情况下，一旦患者出现某些自主神经功能紊乱症状，如头晕、多汗、心悸、容易疲劳、剧烈活动后气促、胸闷、胸骨不适，等等，都应该尽快就医，以防不测。

专家对您说

糖尿病是一种终生性的新陈代谢性疾病，体育运动是基本治疗方法之一。患者通过运动，能够有效改善细胞的功能，也能够有效改善人体内各组织系统器官的功能，所以，对糖尿病合并心脏病患者来说，积极进行体育锻炼，严格控制体重，有助于改善心肌代谢状态，稳定和加强循环系统功能，才能有效缓解糖尿病合并心脏病的症状。

另外，对糖尿病合并心脏病患者来说，还要积极防止低血糖，因为低血糖也容易诱发心绞痛或者心肌梗死，只有把血糖维持在正常水平，才能有效控制和延缓疾病。

中医调理方

糖尿病合并心脏病可以经常进行穴位按摩，有助于缓解心悸、心痛等症状。

【膻中穴】

·取穴方法·

仰卧，男性在胸骨中线两乳头连线的交点处取穴；女性在胸骨中线平第4肋间隙处取穴。

·按摩方法·

用一只手的拇指的指腹按压在膻中穴上，按揉穴位3～5分钟，每天按揉2～3次，以被按摩穴位感觉酸痛为度。

·功效·

按摩此穴，有助于改善胸部疼痛、心悸、呼吸困难等症状，对糖尿病合并心脏病有辅助调理作用。

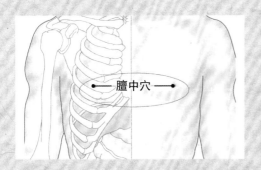

膻中穴

【心俞穴】

·取穴方法·

在第5胸椎棘突下，旁开1.5寸处取穴。

·按摩方法·

用拇指或食指的指腹按揉穴位5～10分钟。

·功效·

按摩此穴，有助于缓解心痛、惊悸、失眠、健忘等症状，对糖尿病合并心脏病有辅助调理作用。

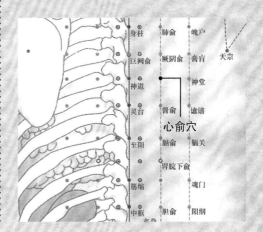

身柱　肺俞　魄户
巨阙俞　厥阴俞　膏肓　天宗
神道　　　　　神堂
灵台　督俞　譩譆
心俞穴
至阳　膈俞　膈关
筋缩　　　魂门
中枢　胆俞　阳纲
胃脘下俞

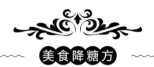
美食降糖方

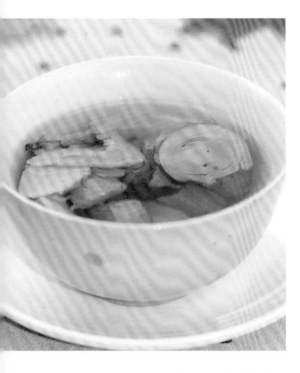

人参瘦肉汤

原料： 猪瘦肉250克，人参9克，甘草3克，白术6克，

辅料： 葱段、料酒、食盐、姜片、鸡汤各适量。

做法：

1 人参、甘草、白术分别清洗备用。

2 猪肉洗净切块。

3 把鸡汤盛入煲内，放入猪肉、人参、白术、甘草、葱段、姜片、料酒，大火烧沸后改小火煲1小时。

4 调入食盐即可。

功效：

这道汤具有补气血、温心阳的功效，对糖尿病合并冠心病具有辅助防治和调理作用。

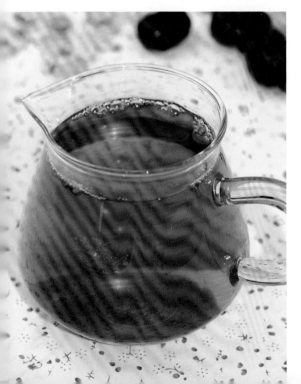

二参红枣茶

原料： 党参、北沙参、红枣各10克。

做法：

1 红枣洗净后切开去核；党参、北沙参略微冲洗。

2 把党参、北沙参、红枣一起放进煲内，加适量水，中火烧沸后改小火煎30分钟即可。

功效：

这道茶具有养胃生津、益气补血等功效，有助于改善糖尿病人气血两虚症状，并对糖尿病合并冠心病具有辅助防治和调理作用。

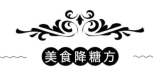

美食降糖方

玉米面粥

原料：玉米面100克，黄豆面20克。

做法：

1 把玉米面和黄豆面盛入干净容器中，加入适量清水调匀成糊状。

2 汤锅中倒入适量清水，烧沸后改中小火，倒入调和好的玉米糊，边倒边搅散，以免粘锅。

3 再次烧沸后略煮2分钟即可。

功效：

这道粥富含膳食纤维、B族维生素、钙、磷、铁、钾等成分，对高血压、高血脂、冠心病、动脉硬化、糖尿病等均有辅助调理作用，适宜糖尿病合并心脏病患者食用。

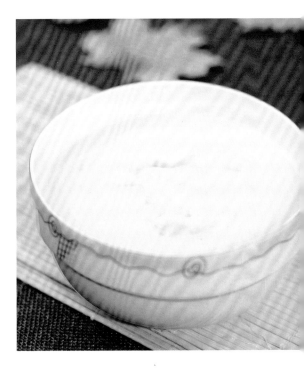

小白菜炒蘑菇

原料：鲜蘑菇200克，小白菜400克。

辅料：食用油、食盐、味精、花椒、蒜蓉各适量。

做法：

1 小白菜洗净切段；蘑菇洗净后把菌伞和菌根分开，菌伞四等分，菌根切片。

2 炒锅烧热倒油，放入花椒和蒜蓉爆香，放入蘑菇煸炒1分钟。

3 倒入小白菜翻炒至熟，加入食盐、味精调味即可。

功效：

这道菜具有清热解毒、润肠通便、消脂降压等功效，对糖尿病合并高血脂、心脏病等均有辅助调理作用。

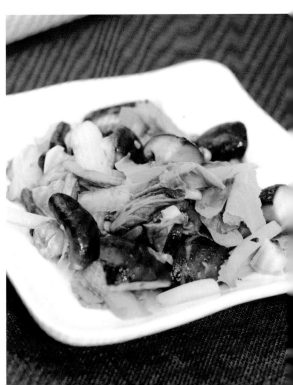

糖尿病合并胆石症怎样调理

在我国，胆结石的发病率大约是5%，而糖尿病患者，尤其是Ⅱ型糖尿病患者的胆结石发病率更高，在糖尿病患者中大约占32%，明显高于非糖尿病患者的发病率。此外，研究还发现，对糖尿病病情控制的好坏直接影响着胆结石的发病率。

疾病症状早知道

糖尿病合并胆石症的主要症状一般与结石的大小、结石所在的部位、患者有无梗阻及感染等因素有关。一般来说，在糖尿病合并胆石症的早期阶段，患者通常没有明显症状，多数患者都是在常规体检中发现的。还有的患者可能身体存在轻微不适感，或者右上腹闷胀不适，并有消化不良现象，但是由于症状不明显不典型，也容易被忽视。

随着病情的日益加重，有的患者因结石堵塞胆囊管和胆管，会逐渐出现一些比较明显的症状，如右上腹剧烈疼痛、恶心、呕吐、发热等，有少数患者甚至可能出现胆囊坏死、胆囊穿孔、胆囊积液等情况。

日常保健要重视

对糖尿病合并胆石症患者来说，首先必须控制和稳定血糖；其次要控制体重，肥胖患者更要减肥，改善由于肥胖和高胰岛素血症引起的胆固醇代谢异常症状；如果患者的血脂偏高，还要及时降血脂；定期到医院进行检查，最好每年做一次肝胆B超，做到对疾病能够早发现，早治疗，以免延误病情。

另外，患者需要注意饮食卫生，日常饮食宜清淡，尽量以低脂肪、高维生素含量的食物为主，如各种绿色蔬菜、胡萝卜、西红柿、菠菜、白菜、香蕉、苹果等，有助于调理血脂，防治胆石症；在日常烹饪中，尽量食用植物油，避免用动物油脂；可以适量进食瘦肉、鸡、鱼、核桃、黑木耳、海带、紫菜等食物，山楂、乌梅等能够促进人体胆汁分泌，帮助松弛胆道括约肌，也可以适量多吃；另外要养成每天按时吃早餐的习惯，忌食胆固醇含量高的动物内脏、蛋黄、松花蛋、鱼子、巧克力、肥肉及油煎油炸类食物；辣椒、胡椒等辛辣刺激性的调味品也不宜多食。烟、酒、咖啡等刺激性食物会促使胃酸分泌过多，容易引起胆囊剧烈收缩，导致胆绞痛，也最好避免食用。

此外，患者平时可以多喝茶，多饮水，有助于利尿通淋、溶石排石，防治结石引发其他并发症。

小贴士　了解病因早防治

糖尿病人之所以容易罹患胆石症，主要与其体内的脂肪代谢障碍和内脏自主神经功能紊乱有关。因为在正常情况下，人体胆汁中的胆固醇、胆汁酸和磷脂含量比例处于动态平衡中，但糖尿病患者体内的胰岛素分泌不足，不能有效抑制脂肪分解。此外，Ⅱ型糖尿病人通常合并有肥胖、高血脂和高胰岛素血症，所以肝脏内合成的胆固醇会增加，与胆汁酸和磷脂的含量比例失调，胆固醇就会结晶析出，并形成胆结石。而内脏自主神经功能紊乱也会使胆囊功能出现障碍，导致胆汁淤积，也容易形成胆结石。

专家对您说

糖尿病合并胆石症的临床症状与普通胆石症的症状基本类似，但是二者的治疗方式完全不同。普通胆结石如果没有症状，只需要观察和定期随诊就可以了；如果有症状，那么只需要积极配合医生进行手术或者药物治疗。但是对糖尿病合并胆石症患者来说，由于病人通常还合并有微血管病变，所以一旦出现急性炎症，患者还容易出现胆囊坏疽穿孔，甚至可能危及生命，而且患者手术时的死亡率和手术后并发症的发生率都很高，因此，糖尿病合并胆石症患者不管有无明显症状，都应该尽早进行腹腔镜或者手术治疗，以防病情恶变。

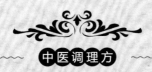

中医调理方

糖尿病合并胆石症患者可以经常自我按摩穴位，缓解相关症状，防治疾病。

【胆囊穴】

•取穴方法•

正坐或侧卧，在小腿外侧上部，当腓骨小头前下方凹陷处（阳陵泉）直下 2 寸处取穴。

•按摩方法•

用拇指的指腹或双手的大小鱼际按揉穴位 5 ~ 10 分钟，以穴位处感觉酸胀为度。

•功效•

经常按揉此穴位，对胆结石、急慢性胆囊炎、胆绞痛等具有辅助调理作用。

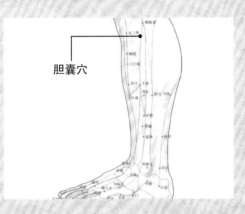

胆囊穴

【肝俞穴】

•取穴方法•

在背部第 9 胸椎棘突下，旁开 1.5 寸处取穴。

•按摩方法•

双手握拳，用手背指骨关节按压穴位 5 ~ 10 分钟，以穴位处感觉酸胀为度。

•功效•

经常按摩此穴位，具有疏肝利胆的功效，对胆囊炎、胆结石等有辅助调理作用。

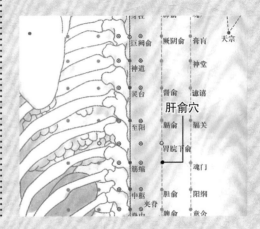

肝俞穴

美食降糖方

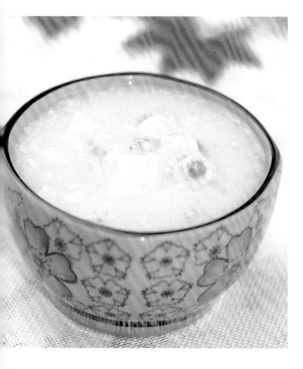

山药莲子粥

原料：山药、莲子、大米、小米各100克。

做法：

1 山药削皮，洗净切丁；莲子清洗后用水浸泡2小时。

2 大米、小米分别淘洗干净。

3 把大米、小米、山药、莲子一起放进粥锅中，加适量水，大火烧沸后改小火熬煮至粥熟。

功效：

这道粥具有益气活血、利尿排毒等功效，对糖尿病合并胆囊炎、胆石症等具有辅助调理作用。

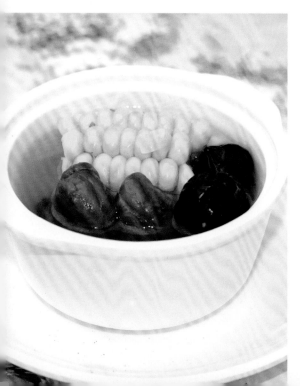

栗子红枣汤

原料：栗子、红枣各100克，玉米棒子2根。

做法：

1 栗子剥壳去皮，把栗子仁略微清洗备用。

2 红枣洗净后切开去核。

3 玉米棒子洗净后切成小段。

4 把所有原料放进粥锅，加适量水，大火烧沸后改小火煲40分钟即可。

功效：

这道汤富含植物蛋白质、亚油酸、膳食纤维、淀粉、多种维生素、钙、磷、铁、钾、硒等营养成分，具有滋肝养肾、益气活血、利尿排毒等功效，有助于改善糖尿病人肝肾虚、气血不足、小便不畅等症状，对糖尿病合并胆石症有辅助调理作用。

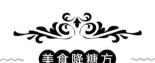

美食降糖方

凉拌豆苗

原料： 豆苗200克。

辅料： 食盐、蒜蓉、香油、味精各适量。

做法：

1 豆苗洗干净后沥水，并用少许盐拌匀后略腌5分钟。

2 沥尽豆苗腌出的盐水，并将豆苗盛入盘中。

3 放入蒜蓉、味精、淋上香油拌匀即可。

功效：

这道菜具有清热降火、利尿排毒等功效，有助于改善糖尿病人食欲不振、肥胖、高血脂、高血压、小便不畅等症状，对糖尿病合并胆石症具有辅助调理作用。

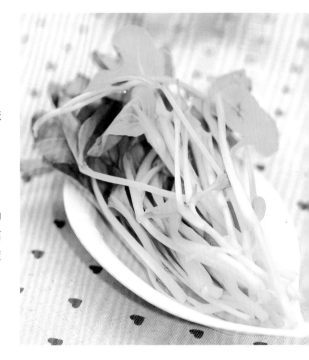

豆芽炒猪肉

原料： 黄豆芽300克，猪瘦肉200克，

辅料： 食盐、食用油、姜丝、水淀粉、料酒、味精各适量。

做法：

1 猪瘦肉洗净切丝，用少许食盐、水淀粉、料酒拌匀后腌10分钟。

2 黄豆芽洗净沥水。

3 炒锅烧热倒油，放入姜丝爆香，倒入猪肉炒至变色。

4 倒入黄豆芽继续炒熟，加入食盐、味精炒匀调味即可。

功效：

这道菜具有健脾养胃、清热排毒等功效，对糖尿病人脾胃失调、食欲不振、便秘、肾炎、水肿、胆囊疾病等均有辅助调理作用。

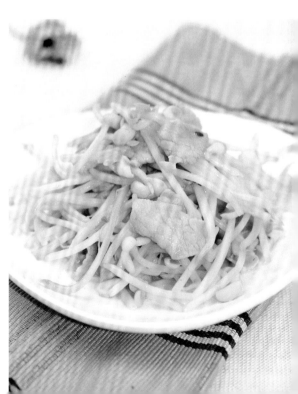

糖尿病合并肾病怎样调理

近几年来，在我国，糖尿病合并肾病的发病率呈上升趋势，而且是糖尿病人最重要的并发症之一。当患者的病情发展到终末期后，其治疗更加棘手。所以，积极防治糖尿病肾病，有助于改善患者的生存质量，延长患者的生存寿命。

疾病症状早知道

糖尿病合并肾病的主要症状表现在：患者会出现蛋白尿，以及会出现不同程度的浮肿。另外，在糖尿病合并肾病的患者中，多数人还存在血压偏高的症状。尤其当糖尿病肾病较为严重时，患者还普遍并发高血压，而高血压又会进一步加速糖尿病肾病的进展，让患者的病情恶化。

当糖尿病肾病发展到末期尿毒症后，患者可能会日益出现头痛头昏、体倦乏力、记忆力衰退、食欲不振、消化不良，以及烦躁不安、厌食、恶心呕吐、腹泻，甚至嗜睡、昏迷等症状，有的患者还可能出现心力衰竭、心律失常、心肌受损、皮肤瘙痒等症状。

日常保健要重视

患者首先需要严格控制和稳定血糖和血压，因为高血糖和高血压都会使糖尿病肾病的病情加重。诸如感冒、感染之类的疾病，也容易诱发糖尿病肾病，或者使病情加重，甚至危及患者的生命，所以，患者在日常生活中，还需要加强身体锻炼，增强免疫力和抵抗力，尽量避免感冒和疾病感染，加强肾脏的血脉循环，改善肾脏功能，保护肾脏健康，止肾小球硬化。

患者的日常饮食宜以高钙低盐为原则，有助于防治高血压和水肿，改善肾脏功能，保护肾脏健康；患者每天要尽量多喝水、多排尿，每天的饮水量和排尿量宜保持在 1500 ~ 2000 毫升左右，帮助将人体内的代谢废物及时排出；其次，患者需要严格限制每餐饮食中摄入的蛋白质含量，尽量少吃或不吃植物蛋白质含量高的食物，如豆干、豆腐等各种豆制品，以免加重肾脏负担；可以适量进食富含优质动物蛋白质的食物，如瘦肉、去皮的鱼肉、虾等；含钾量高的蔬菜、水果，像油菜、菠菜、西红柿、海带、香蕉、桃等，也要限量进食，不宜吃得太多；可以适量增加面食的摄入量，避免体内的蛋白质和脂肪分解过多。

患者还要严格戒烟戒酒，限制高磷饮食，忌食动物内脏及其他高胆固醇含量高的食物。可以多吃玉米面、荞麦面、芋头等粗杂粮，膳食纤维和维生素含量高的食物也可以适量多吃。

小贴士　控制血糖护好肾

一般来说，随着糖尿病肾病的病情进展，到最后多数患者会患上尿毒症，即肾衰竭。这主要是由于患者的血糖控制不理想，血糖值持续升高，体内脂质代谢紊乱，从而引起肾小球滤过膜增厚，以及系膜基质增加，导致肾小球滤过屏障功能下降，再加上患者血糖高，肾小球毛细血管的通透性增加，血浆蛋白外渗，致使毛细血管基底膜损害。于是，在多种因素的协同作用下，肾小球逐渐硬化，肾组织萎缩，并慢慢发展成为尿毒症。

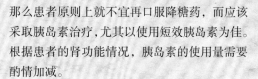

专家对您说

糖尿病患者一定要坚持定期体检，尤其要检查尿蛋白。如果患者出现了蛋白尿，那么需要在医生的指导下服用能够减少蛋白尿的药物，延缓肾脏功能损害。与此同时，患者还需要控制好血糖，维持血糖的稳定。不过，如果患者的疾病发展到末期，出现了肾功能衰竭，那么患者原则上就不宜再口服降糖药，而应该采取胰岛素治疗，尤其以使用短效胰岛素为佳。根据患者的肾功能情况，胰岛素的使用量需要酌情加减。

患者在使用胰岛素的过程中，还要注意防止低血糖，每天坚持对尿量进行记录，定期检测体重，并加强个人卫生，保持皮肤的干燥清洁，积极配合医生治疗，尽量延缓病程进展。

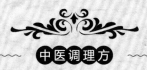

中医调理方

糖尿病肾病患者可以经常进行自我穴位按摩，有助于改善相关症状，缓解病情，延缓和控制疾病的发展。

【神门穴】

•取穴方法•

仰掌，豌豆骨后缘桡侧，掌后第1横纹上。

•按摩方法•

用一只手的拇指的指腹按压在另一只手的神门穴上，并按揉3～5分钟，每天按揉2～3次，以被按摩穴位感觉酸胀为度。

•功效•

糖尿病合并肾病患者经常按摩此穴，有助于改善由于心肾不交引起的失眠等症状。

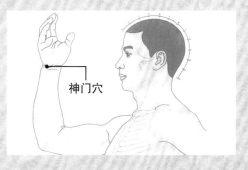

神门穴

【照海穴】

•取穴方法•

正坐，内踝尖正下方，内踝下缘的凹陷处。

•按摩方法•

用一只手的拇指的指腹按压在对侧足的照海穴上，按揉穴位3～5分钟，每日按揉2～3次，以被按摩穴位感觉酸胀为度。

•功效•

糖尿病合并高血压患者经常按摩此穴，有助于改善失眠、嗜睡、小便频数等症状。

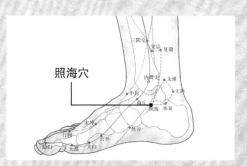

照海穴

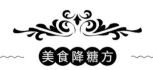

美食降糖方

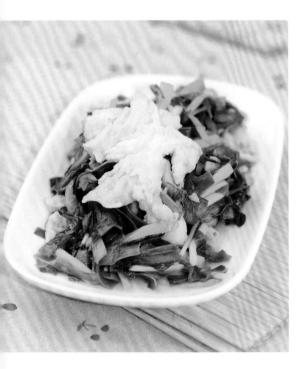

韭菜炒鸡蛋

原料： 韭菜300克，鸡蛋2个。

辅料： 食用油、食盐、味精各适量。

做法：

1 韭菜择洗干净后切段；鸡蛋磕入碗中，搅散成蛋液。

2 炒锅烧热倒油，待油温升至六七成热时，倒入蛋液快速划散后沥油盛出。

3 炒锅中留余油，倒入韭菜翻炒至熟，再倒入鸡蛋，加入食盐、味精炒匀即可。

功效：

这道菜富含蛋白质、多种维生素、钙、铁、钾等成分，具有补肝养肾、益气活血等功效，不仅有助于降血糖，还能帮助糖尿病人改善肾气不足、阳痿、遗精、早泄等症状，对糖尿病合并肾功能衰竭有辅助调理作用。

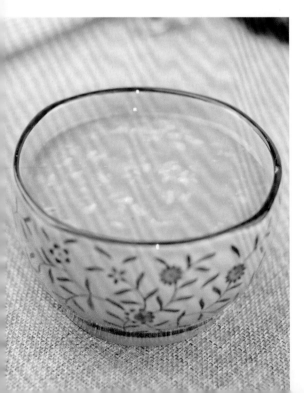

金樱子粥

原料： 金樱子50克，大米100克。

辅料： 食盐少许。

做法：

1 金樱子洗净后，放进锅中，加适量水，大火烧沸后改小火煎30分钟，滤汁去渣。

2 大米淘洗后，倒入金樱子药液中，烧沸后改小火熬煮至粥熟。

3 加入食盐调味即可。

功效：

这道粥具有收涩固精、止遗固泄等功效，有助于糖尿病人改善由于脾肾不足、下元不固引起的神疲乏力、腰膝酸软、滑精遗精、尿频遗尿、女子带下、久泻脱肛等症状，对糖尿病合并肾功能衰竭具有辅助调理作用。

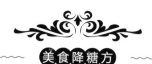

美食降糖方

赤小豆南瓜薏米粥

原料：赤小豆、南瓜、薏米、绿豆各200克。

做法：

1 赤小豆、薏米、绿豆淘洗后，用水浸泡至膨
胀变软。

2 南瓜洗干净后切块。

3 把赤小豆、薏米、绿豆放进锅中，加适量
水，大火烧沸后改小火煮至六七成熟。

4 加入南瓜继续煮至粥熟即可。

功效：

这道粥具有清热降火、利水消肿、通便排毒等
功效，不仅有助于降血糖，而且对糖尿病合并
急性肾炎、慢性肾炎及肾功能衰竭引起的水肿
等症状有辅助调理作用。

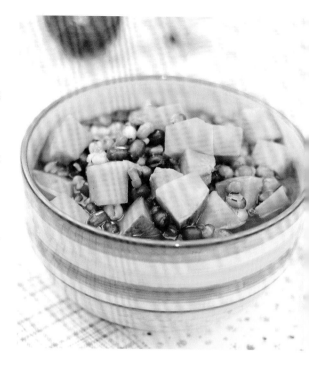

焖冬瓜

原料：冬瓜300克。

做法：

1 冬瓜不削皮，将表皮反复擦洗，并用流水冲
洗干净后切成大小适中的块。

2 把切好的冬瓜放进锅中，加适量水，烧沸后
改小火将冬瓜焖熟即可。

功效：

这道菜具有清热解毒、利水消肿等功效，有助
于改善糖尿病人体内烦热、口渴、小便不利及
肾炎水肿症状，对糖尿病合并肾功能衰竭具有
辅助调理作用。

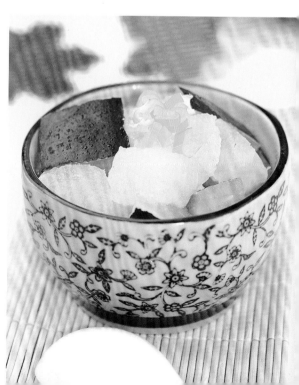

糖尿病合并痛风怎样调理

糖尿病和痛风都是由于人体内代谢异常引起的疾病，胰岛素抵抗和营养过剩都有可能诱发此病。对患者来说，这种疾病是长期性的，如不积极进行预防治疗，会严重影响患者的生存质量，并可能诱发其他并发症，如肾病、心血管病变等。

疾病症状早知道

糖尿病合并痛风的主要症状表现为：患者在疾病发作时，往往会单个关节突然性剧烈疼痛，尤其常见于大脚趾。而且疼痛通常在患者夜里睡眠时发作，发作前没有任何征兆，有时也会在患者过度饮食后发生。随着病情加重，患者的关节疼痛越来越严重，接着会发生炎症，关节出现红、肿、热、痛等症状。与此同时，患者还可能会伴随有发热、心跳加快、寒战、全身不适等症状。

日常保健要重视

糖尿病和痛风往往互为因果，互相影响，所以，患者在日常保健中，既要坚持降血糖，也要积极防治痛风。

对糖尿病合并痛风患者来说，日常饮食调理极为重要。首先，患者需要严格控制每餐饮食的总热量，限制对糖、蛋白质、脂肪和胆固醇的摄入，尽量吃嘌呤含量少的食物，少吃或者不吃鱼肉等海鲜、动物内脏、肥肉、咖啡、啤酒等胆固醇和嘌呤含量高的食物。嘌呤含量少的食物，如牛奶、奶制品、米、面、马铃薯、萝卜、洋葱、西红柿、水果等，可以适量多吃。像馒头、面条、玉米等富含碳水化合物的食物，能够促进人体内的尿酸排出，有助于缓解痛风症状，均可以适量多吃。患者每天摄入体内的蛋白质，标准按每天每公斤体重不超过 1 克计算，并且尽量以植物蛋白、牛奶、鸡蛋为主。

患者养成每天多喝水的好习惯。每天保证2000 ~ 3000毫升的饮水量，能够促进体内的尿酸排出，不过，饮水要均匀，可以每小时喝一杯。

此外，患者还要每天坚持进行适量的体育运动，肥胖的患者更要减肥，尽量把体重控制在标准范围内。身体要注意保暖，脚上尽量穿舒适的鞋。

最后，患者一定要树立起战胜疾病的信心，保持乐观开朗的情绪，并积极配合医生进行治疗，尽量控制和延缓病情的发展，改善和提高生活的质量。

小贴士　控制血糖降尿酸

糖尿病患者由于体内胰岛素缺乏，可能持续处于高血糖状态，并影响到体内的其他物质代谢，导致人体中的脂肪、蛋白质、水和电解质代谢紊乱。而人体中的尿酸是由食物中的嘌呤（蛋白质的中间代谢产物）代谢和人体自身代谢产生的。所以，人体的血糖值高，尿酸值也会比较高。此外，与非糖尿病人相比，糖尿病人体内的黄嘌呤会大量转变为尿酸；II 型糖尿病人还通常伴有肾脏血流量减少、肾小球缺氧、乳酸生成增加，并导致人体的尿酸排泄减少；最后，糖尿病人体内的胰岛素会促进肾脏对尿酸的吸收，导致血尿酸增加。所以，与非糖尿病人相比，糖尿病人更容易并发痛风。

专家对您说

糖尿病人一旦并发痛风，必须积极治疗，控制病情，否则，疾病进一步发展，很可能会继续并发关节炎、肾病及心血管病变等。其中糖尿病痛风性肾病很容易对人体肾功能造成损害，使肾脏不能保留对人体有用的蛋白质，不能排泄废物，从而引起浮肿，并且容易进一步发展成为尿毒症、肾衰竭，甚至危及生命。

所以，糖尿病合并痛风患者需要定期检查尿常规，最好每月检查一定，监测肾脏功能，做到对疾病早发现，早治疗。如果患者出现贫血、疲劳、厌食、血压高、视力下降等症状，必须尽快就医并接受正规治疗。

中医调理方

中药足浴镇痛方

糖尿病合并痛风患者在疾病发作期间，可以通过中药足浴，促进血液循环，疏经通络，镇痛消炎，帮助患者改善症状，缓解病情。

■药方：

威灵仙、野西瓜、土茯苓、肉苁蓉各20克。

■煎制方法：

把所有药材放进锅中，加适量水，大火烧沸后改小火煎煮30～40分钟，滤汁去渣即可。

■使用方法：

每晚临睡前1小时，用药液熏洗双足。待水温降至适当温度后，将手、足、关节等疼痛部位浸泡在水中。水温变凉后可以继续加热水。每次浸泡30分钟左右。

【复溜穴】

·取穴方法·

正坐或者仰卧，太溪直上2寸，跟腱前缘处。

·按摩方法·

用一只手的拇指的指腹按压在对侧足的复溜穴上，按揉穴位3～5分钟，每天按揉2～3次，以被按摩穴位感觉酸痛为度。

·功效·

按摩此穴，有助于改善足痿、腿肿、足部浮肿等痛风症状。

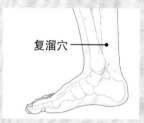

复溜穴

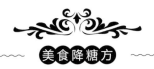

美食降糖方

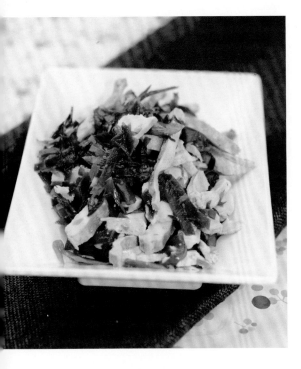

海带拌豆腐干

原料： 豆腐干、泡发海带丝各150克。

辅料： 食盐、味精、辣椒油、姜丝、蒜末、醋、香油各适量。

做法：

1 海带丝洗净后放进沸水中氽烫断生，并沥水备用。

2 豆腐干洗净切条，放入沸水中氽烫1分钟后捞出沥水。

3 把海带丝和豆腐条盛入盘中，加入盐、姜丝、味精、辣椒油、蒜末、香油、醋拌匀即可。

功效：

这道菜富含植物蛋白质、膳食纤维、碘、钙、磷、铁、钾等成分，具有健脾和胃、清肠排毒等功效，对糖尿病合并痛风有辅助调理作用。

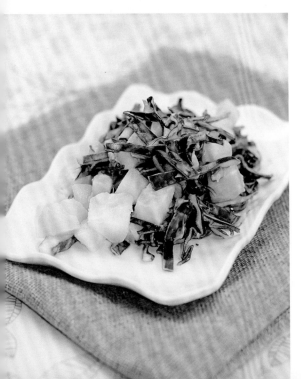

甘蓝土豆沙拉

原料： 紫甘蓝、土豆各300克。

辅料： 沙拉酱20克，胡椒粉、食盐各适量。

做法：

1 紫甘蓝洗净切丝；土豆削皮，洗净切丁并煮熟。

2 把紫甘蓝丝和土豆丁盛入盘中，加入沙拉酱、胡椒粉、食盐拌匀即可。

功效：

这道菜富含胡萝卜素、B族维生素、维生素C、膳食纤维、钙、磷、铁、镁、花青素等成分，对糖尿病及高血压、高血脂、冠心病、痛风等并发症均有辅助调理作用。

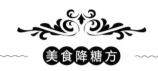

美食降糖方

腊肉瓜片

原料： 腊肉200克，黄瓜、水发黑木耳各50克、冬瓜100克。

辅料： 食用油、食盐、姜片、葱花各适量。

做法：

1 腊肉洗净切薄片，盛入干净容器中，放入姜片、葱花，加适量水，然后蒸熟备用。

2 黄瓜洗净切片；冬瓜削皮，洗净切片；木耳洗净。

3 炒锅烧热倒油，放入黄瓜、冬瓜和木耳翻炒至熟，再加入腊肉、食盐炒匀即可。

功效：

这道菜有助于健脾胃、补气血、清肠道、利小便，能帮助糖尿病人改善食欲不振、气血不足、便秘、小便不畅等症状，对糖尿病合并痛风具有辅助调理作用。

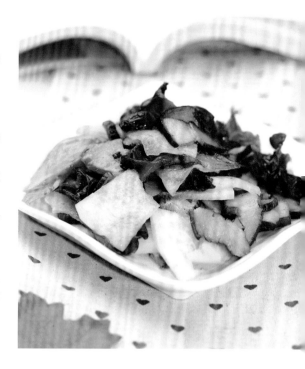

蒜茸苦瓜

原料： 苦瓜2根。

辅料： 蒜蓉、姜末、食盐、味精、食用油各适量。

做法：

1 苦瓜洗净后剖开，除去籽粒，切薄片。

2 炒锅烧热倒油，放入蒜蓉、姜末爆香，再倒入苦瓜翻炒至熟。

3 加入食盐、味精炒匀即可。

功效：

这道菜具有清热排毒的作用，对糖尿病合并痛风具有辅助调理作用。

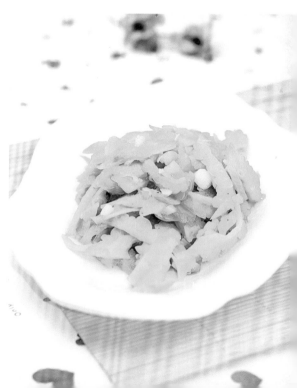

糖尿病合并周围神经病变怎样调理

糖尿病人由于体内血糖升高，会引发人体神经纤维等出现代谢紊乱，从而导致神经纤维肿胀以至变性，进一步引起周围神经病变。

疾病症状早知道

糖尿病合并周围神经病变的患者，有时候身体会出现对称性疼痛和感觉异常，而且下肢的症状比上肢明显。患者的皮肤上通常会出现麻木、蚁走、虫爬、发热及触电般的感觉，或者出现刺痛、灼痛之类的疼痛感，病情严重的患者就连穿衣服和盖被子也能感觉到疼痛，有的患者甚至还可能出现下肢关节病和溃疡。脚麻也是糖尿病合并神经病变的典型症状之一，另外，患者还可能出现腹胀、便秘、腹泻或者肠梗阻等症状。

日常保健要重视

和所有糖尿病并发症患者一样，糖尿病合并周围神经病变患者首先也需要控制和稳定血糖。如果患者兼有血脂和血压偏高症状，还需要调理血脂和血压。

其次，因为患者罹患周围神经病的主要症状表现在下肢，所以需要加强对下肢的护理，鞋袜要选择质地柔软，透气性良好的。

由于患者的感觉神经受到损伤，感觉功能减退或者丧失，所以，患者要经常检查鞋内有无异物，以免异物伤足。患者洗澡、洗脚时，家人最好先试一下水温，以免患者因水温过高而被烫伤。天气寒冷时要注意保暖，手足要避免被冻伤。

此外，患者要定期体检，至少每年检查一次 DPN。如果发现患者出现多发性末梢神经病，那么一定要保护好丧失了感觉的双足，尽量减少皮肤损伤，减小患者因糖尿病合并周围神经病变被截肢的风险。

在日常饮食中，要尽量少吃含糖量高的水果，像西瓜、苹果、山楂等含糖量较低的水果可以适量进食；忌食糖果、糕点等高糖食品，尽量改善体内的糖代谢功能，维持糖代谢的正常水平；还可以适量多吃芹菜等膳食纤维含量高、碳水化合物含量低的蔬菜，维生素含量高的食物也可以适量多吃。

患者每天可以少食多餐，对碳水化合物、蔬菜水果、奶制品、鱼肉等食物的比例进行合理搭配，保证膳食结构平衡，营养均衡。

·小贴士· 出现腹泻症状要重视

糖尿病合并神经病变患者，由于长期高血糖损害了人体的植物神经功能，并造成胃肠运动功能障碍，使得肠道蠕动失常，肠道内的细菌异常繁殖，并进一步影响到人体的消化吸收功能，所以容易发生腹泻。在糖尿病合并神经病变的患者中，大约有2/3的人会出腹泻、便秘等胃肠道症状。而且腹泻往往具有顽固性、间歇性等特点，并且昼夜均可发生，发作时间从数天到数周不等。有时便秘和腹泻会交替出现，有的患者还可能伴有多饮、多食、多尿、消瘦等症状，但患者一般无明显的发热和腹痛症状。

专家对您说

糖尿病合并周围神经病变有可能令患者的肢体痛觉和温度觉下降，致使患者对疼痛及温度的感觉能力变弱，所以，患者往往对由于外伤造成的疼痛和高温不敏感，容易引起肢体损伤和烫伤。再加上糖尿病人的伤口愈合能力普遍较差，而神经病变又有可能会引起肢体血管功能障碍导致缺血，致使肢体损伤或烫伤很难愈合。所以，糖尿病合并周围神经病变患者一定要注意防止肢体损伤和高温烫伤，如果出现肢体破损务必尽快就医，及时得到合理的治疗，而不要擅自处理伤口以免引起感染，延误病情。

中医调理方

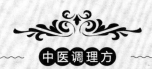

苏木红花浴足方

糖尿病合并周围神经病变患者可以用中药浴足。中药在热能作用下，通过皮肤毛孔、俞穴，能促使足部血管扩张，使血流量增加，有助于抗炎止痛，改善人体微循环，缓解皮肤发凉、麻木、刺痛、感觉迟钝等症状，对糖尿病合并周围神经病变具有辅助调理作用。

■ **药方：**

苏木、红花、生黄芪、伸筋草各30克。

■ **煎制方法：**

把所有药材放进锅中，加适量水，大火烧沸后改小火煎煮30～40分钟，滤汁去渣即可。

■ **使用方法：**

每晚用药液熏洗双足，待水温降至一定温度后，将双足完全浸泡在药液中洗患处，水温凉后可以再续水，每次洗30分钟。

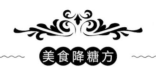

美食降糖方

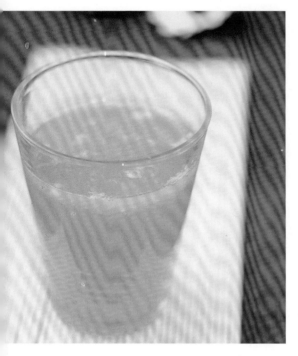

芹菜胡萝卜汁

原料： 莲藕、胡萝卜各200克。

做法：

1 胡萝卜削皮，洗净切小块；芹菜洗净切小段。

2 把胡萝卜和芹菜放进榨汁机中，加适量凉开水榨汁。

功效：

这道蔬菜汁具有健脾胃、清肠毒、利小便等功效，不仅能帮助糖尿病人降血糖、降血压、降血脂，改善肥胖、脾胃失和、消化不良等症状，对糖尿病性神经病变也有辅助调理作用。

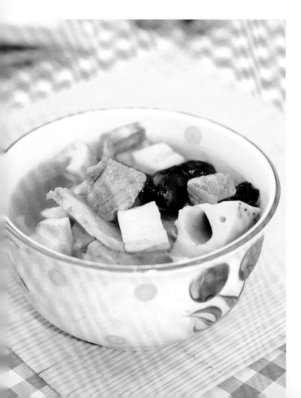

莲藕红枣汤

原料： 莲藕300克，红枣50克，猪瘦肉150克。

辅料： 食盐适量。

做法：

1 猪瘦肉洗净切片；莲藕刮去外皮，洗净切块；红枣洗净后切开，除去枣核。

2 把猪瘦肉放进煲内，加适量水，大火烧开并滤除浮沫。

3 放入莲藕、红枣继续烧沸后，改小火煮至莲藕熟烂，调入食盐即可。

功效：

这道汤具有健脾和胃、益气活血等功效，有助于糖尿病人改善脾胃失调、气血不足等症，对糖尿病合并周围神经炎具有辅助调理作用。

美食降糖方

竹笋烧肉

原料： 冬笋350克，猪瘦肉100克，榨菜30克。

辅料： 食用油、葱花、姜末、辣椒末、香油、食盐、酱油各适量。

做法：

1 冬笋洗净切条后氽烫断生。

2 猪肉洗净切丁；榨菜洗净切末。

3 炒锅烧热倒油，放入冬笋略炸后盛出。

4 锅中留余油，倒入肉丁煸炒变色，再放入榨菜末、姜末、辣椒末炒匀，然后放入笋条，再加入适量水、食盐和酱油，小火煨至冬笋入味，放入葱花，淋上香油即可。

功效：

这道菜有健脾开胃、益气补虚、活血通络等功效，对糖尿病合并神经病变有辅助调理作用。

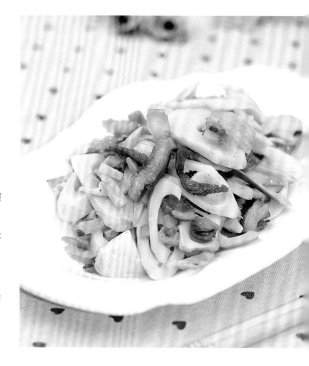

红茶粥

原料： 糙米、燕麦米、大麦、大米各50克，红茶包1小袋。

做法：

1 糙米、燕麦米、大麦、大米分别淘洗并浸泡至软。

2 把红茶包放进锅中，加适量清水，大火烧沸。

3 放入糙米、燕麦米、大麦和大米，继续煮沸后，改小火熬煮至粥熟。

4 滤除红茶包即可。

功效：

这道粥具有健脾暖胃、益气活血等功效，有助于降血糖、降血压、降血脂，并对糖尿病合并肥胖症、周围神经炎等均有辅助调理作用。

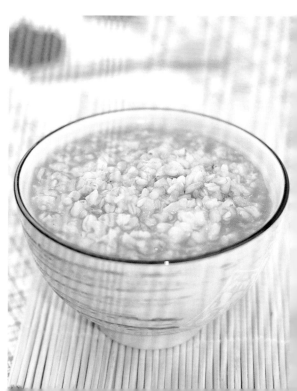

糖尿病合并习惯性便秘怎样调理

据调查，在糖尿病人中，大约66%以上的患者会并发中重度便秘。便秘不仅可能引起糖尿病患者腹痛、腹胀、痔疮、肛裂，甚至还会使得血糖剧烈波动，病情严重的还有可能会引起其他并发症，所以，糖尿病人需要重视对便秘的防治。

疾病症状早知道

糖尿病合并习惯性便秘患者，通常每周排便次数不超过三次，不但排便困难，而且每次排便的时间也比较长，每次排便通常都会超过15分钟。其次，患者每次排出的粪便干结，呈羊粪状、球丸状等。患者经常有排便不尽感，并且会感觉腹胀，尤其以左下腹的腹胀感更明显。还有的患者可能出现中上腹饱胀、恶心、呃气等胃功能不良症状。

日常保健要重视

有便秘症状的糖尿病人，首先要在精神上放松，其次要多运动，每天定时定量坚持运动，例如揉腹、收腹提肛门、跑步、游泳、跳跃等，都能够促进胃肠蠕动，增强排便能力；再次，患者要养成每天定时排便的习惯，如果排便特别困难，可以选用一些润滑剂之类的药物辅助排便，如开塞露等；或者在医生的指导下，利用一些能够促进排便的中药进行辅助治疗。

例如：如果患者大便干结、腹胀、腹痛，并伴有口臭、口干、小便发黄、身体发热、心烦面红等症状，并且患者特别喜欢喝水，那么可以服麻子仁丸，或者用大黄泡水代茶饮，也可以服三黄片；如果患者形体消瘦，经常头晕，伴有耳鸣、失眠、盗汗等症状，而且脾气不好，可以用玄参、生地、当归、麦冬煎水代茶饮；如果患者大便干，脸无血色，经常头晕目眩，或者有心慌、气短、健忘等症状，可以用生地、当归、桃仁、麻仁煎水代茶饮。

在日常饮食中，患者的饮食宜清淡，可以多吃水果、蔬菜等富含纤维素的食物，如甘蓝菜、菠菜、芥蓝、空心菜、莴笋、豆芽、冬瓜、黄瓜、油菜、山药、红薯、蘑菇、草莓、菠萝、猕猴桃、木瓜等，酸奶能够为人体补充双歧杆菌，有助于改善肠道环境，缓解便秘症状，可以适量进食。酸辣刺激、生冷质硬、不容易消化，脂肪含量高，以及容易损伤肠胃的食物，尽量少吃或者不吃。患者每天可以多喝水，可以适量饮用蜂蜜水、盐开水、绿茶等，有助于排便。另外，像富含钙、铁、钾、锌等矿物质和微量元素的食物，以及洋葱、萝卜、蒜苗等容易产气的食物等，都可以适量多吃。

小贴士 老年便秘需重视

因为老年糖尿病人体内的神经等器官功能衰弱，而且大多数老年人牙齿不好，在日常饮食中摄入体内的膳食纤维较少，所以容易出现便秘；其次，糖尿病本身，也会导致人体内的胃肠动力和分泌功能出现障碍，再加上自主神经障碍，更容易使便秘加重。此外，糖尿病便秘患者还容易合并心脑血管疾病，在用力排便时，很容易引起脑血管破裂等严重后果。所以，糖尿病合并便秘患者，尤其老年患者，要及时就医，并通过饮食、运动等方式积极调理。

专家对您说

首先，糖尿病合并便秘患者一定要注意监测血糖，按时服降糖药，把血糖控制在正常水平，有助于改善便秘症状。

其次，患者每天早晨起床后，宜先喝大约500毫升凉白开水，帮助清洁肠胃。然后进行自我按摩。按摩的时候，以肚脐为中心，从里到外沿顺时针方向揉腹 5～10 分钟，再逆时针方向揉腹 5～10 分钟，每天早、中、晚各做三次，能够促进肠胃蠕动，有助于排便。

最后，患者一定要养成每天定时排便的习惯。

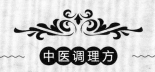

中医调理方

【按摩天枢穴】

·取穴方法·

仰卧，在人体中腹部，肚脐左右两侧三指宽处取穴。

·按摩方法·

用中指的指腹按压穴位大约 10 分钟。

·功效·

经常按摩此穴有助于调理血糖，改善便秘、腹胀、腹泻等症状。

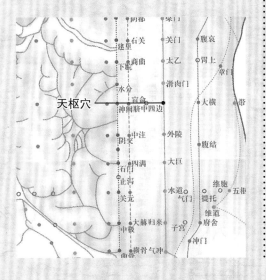

【按摩关元穴】

·取穴方法·

仰卧，在脐中下 3 寸处，腹中线上取穴。

·按摩方法·

双手交叉重叠放在穴位上，稍微施加压力，然后交叉的手快速、小幅度地上下推动，每次坚持 5 分钟左右。按摩时不宜过度用力，以局部感觉酸胀为度。

·功效·

经常按摩此穴有助于改善头痛眩晕、神经衰弱、血压偏高、便秘等症状。

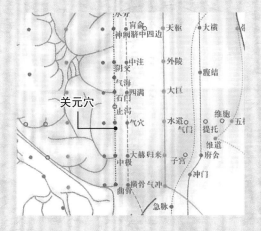

美食降糖方

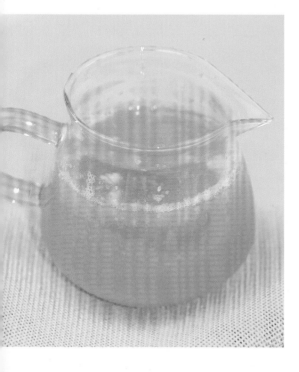

胡萝卜黄瓜汁

原料： 胡萝卜、黄瓜各200克。

做法：

1 胡萝卜削皮，洗净切丁；黄瓜洗净切丁。

2 把胡萝卜、黄瓜放进榨汁机中，加适量凉开水榨汁。

功效：

这道蔬菜汁中富含多种维生素、胡萝卜素、纤维素、果胶、铁、钙、磷、钾等成分，具有清热排毒、润肠通便等功效，有助于糖尿病人改善便秘等症状。

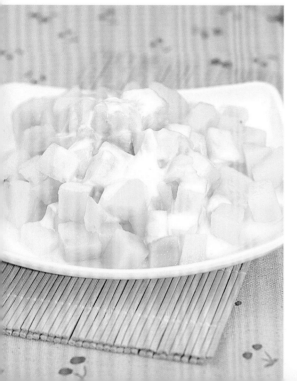

菠萝土豆沙拉

原料： 菠萝、土豆各200克。

辅料： 食盐、胡椒粉、沙拉酱各适量。

做法：

1 菠萝削皮，切丁并用淡盐水浸泡5分钟后捞出沥水。

2 土豆削皮，洗净切丁，并放进沸水中焯熟，再捞出沥水备用。

3 把菠萝丁、土豆丁一起盛入干净容器中，加入食盐、胡椒粉、沙拉酱拌匀即可。

功效：

这道菜富含膳食纤维、多种维生素和矿物元素，具有清热排毒、润肠通便等功效，对糖尿病合并习惯性便秘具有良好的调理作用。

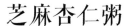

西红柿烩笋丁

原料： 西红柿、莴笋各250克。

辅料： 红辣椒、姜丝、食盐、食用油、味精各适量。

做法：

1 莴笋削皮，洗干净后切丁；西红柿洗净后剥皮，切块；红辣椒洗净切丝。

2 炒锅烧热倒油，放入莴笋翻炒至八成熟后沥油盛出。

3 炒锅中留余油，倒入西红柿翻炒至出汁。

4 重新倒入莴笋，放入红辣椒丝、姜丝炒熟。

5 加入食盐、味精炒匀调味即可。

功效：

这道菜富含B族维生素、维生素C、膳食纤维等成分，有助于降血糖、降血压、降血脂，帮助糖尿病人改善便秘症状。

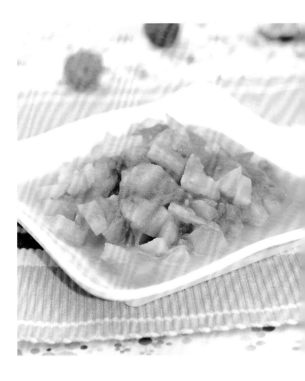

芝麻杏仁粥

原料： 大米150克，黑芝麻、甜杏仁各10克。

做法：

1 大米淘洗后放进粥锅中，加适量水，大火烧沸后改小火熬煮至粥熟。

2 加入黑芝麻、甜杏仁和匀后继续煮2分钟即可。

功效：

这道粥具有滋肝补肾、养血明目的功效，有助于糖尿病人调理肝肾，改善气血不足、肾虚、贫血、便秘等症状。

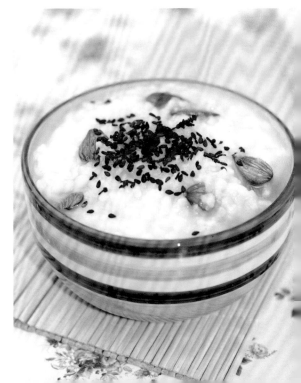

糖尿病合并失眠症怎样调理

据研究，长期睡眠不足的人更容易罹患糖尿病。如果每天睡眠不足 6 小时，罹患糖尿病的风险会增加 2 倍。同时，与非糖尿病人相比，糖尿病人又更容易并发失眠症。糖尿病和失眠症往往互为因果，两者同时存在，会严重影响患者的睡眠质量和生活质量。

疾病症状早知道

糖尿病合并失眠的主要症状表现为：患者往往无法入睡或者无法保持睡眠状态，并导致睡眠不足。患者通常入睡困难，睡后容易醒，醒后又不能再睡，通常一会儿睡一会儿醒，或者整夜不能睡觉。白天往往精神不振，反应迟钝，身体疲倦乏力，或者心烦懊恼，情况严重的甚至会影响正常的学习、工作和生活。

日常保健要重视

对于糖尿病合并失眠症患者来说，在日常生活中，首先注意不要经常熬夜。尽量在每晚 11 点之前入睡，因为在每晚上 11 点到凌晨 3 点，是人体肝胆的最佳排毒时间，人体在这段时间内需要熟睡，才有利于肝胆排毒。而且早睡早起身体好，每天按时睡眠，按时起床，不仅更有利于人体健康，学习、工作和生活也会变得更有效率。

其次，每天晚上睡觉前，尽量不要喝咖啡、浓茶、可乐、酒等刺激性饮品，也不要吸烟，不吃巧克力等。因为这类东西要么具有提神作用，要么富含咖啡因，都容易刺激人体神经，使神经系统兴奋，让人难以入睡，会影响睡眠质量。

临睡前，可以适量喝些热牛奶。因为在牛奶的蛋白质里，富含有人体必需的色氨酸，这种物质能够促使人体大脑神经细胞分泌血清素，让人产生睡意，对睡眠有辅助作用。可以多吃富含 B 族维生素的食物，如杏仁、芦笋、燕麦及新鲜的蔬菜水果等，有助于改善睡眠。也可以经常多吃一些具有养气补血功效的食物，如红枣、薏米、玉米、小米等，人体气血充足了，睡眠质量自然就能够得到改善。

和其他糖尿病并发症的患者一样，糖尿病合并失眠症的患者，日常饮食也宜清淡，尽量少吃或者不吃辛辣刺激性食物。

最后，患者在每晚入睡前，可以做腹式呼吸，有助于放松情绪，平缓心情，改善睡眠质量。

小贴士 睡眠好有益于降血糖

据研究，人体如果长期失眠，会影响人体内碳水化合物的代谢，体内皮质醇和肾上腺素会变得活跃，并进一步影响到人体对糖分的吸收和利用，从而更容易诱发糖尿病。而罹患糖尿病后，又可能会进一步使得失眠的症状加剧。另外，因为有的糖尿病患者往往担心并发症的出现，也容易出现焦虑、紧张、担忧等情绪，使得心理负担加重，这也是患者往往难以入眠的原因。糖尿病患者有时可能出现躯体疼痛不适，或者夜间频繁起夜，以及血糖波动，夜间低血糖等原因，都会影响到夜间的睡眠质量。

专家对您说

对糖尿病合并失眠症患者来说，首先需要保持平和的心态；其次需要降血糖，并将血糖控制在理想而稳定的范围内；第三，患者需要保证有规律的作息时间，能保持人体正常的睡醒节律。睡前可以在户外进行短时间散步，让情绪和精神得以放松，睡前可以洗个热水澡，或者用热水泡泡脚，听一听轻柔舒缓的音乐，有助于顺利入睡；第四，患者要养成良好的睡眠卫生习惯，保持卧室内的清洁和良好的通风条件，避免强光直射；第五，患者需要限制白天的睡眠时间。在枕头边上放一点姜丝或者水果皮也有助于入睡。如果患者的失眠情况严重，可以在医生的指导下适量服用具有安眠作用的药物。

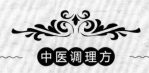

中医调理方

糖尿病合并失眠症患者，可以利用一些自然疗法和中医调理方法，帮助改善睡眠。

■芳香疗法治失眠

患者可以选择薰衣草精油，将精油滴几滴在棉花球上，然后放在枕头内，或者将精油滴几滴在加热器中，让精油的香气弥漫于空气中，能够起到安定情绪，消除沮丧，缓解肌肉疲劳，帮助入睡的作用。

■柏树叶枕治失眠

可以捡一些柏树叶，洗净后晒干，然后缝入一个棉布袋中，放进枕头内，睡觉时使用。柏树叶在枕头下会散发出一股清香味，能让人感到舒适，有镇静安眠的作用。

■灵芝酒治失眠

用一斤白酒，半两灵芝泡酒，等酒液变成红色后即可饮用。每晚饮5钱左右即可。

■按摩涌泉穴治失眠

每晚入睡前，将一只脚的脚心放在另一只脚的大脚拇趾上，来回摩擦，直到脚心发热，再换另一只脚，交替反复进行，既有助于入睡，也能对人体起到保健作用。

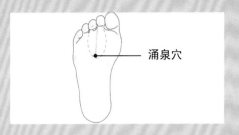

涌泉穴

美食降糖方

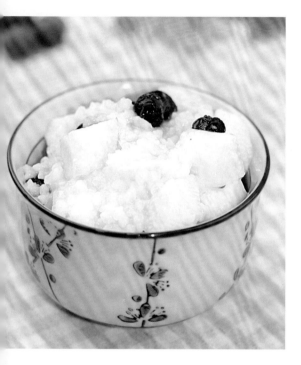

山药圆肉粥

原料： 大米100、山药各100克，桂圆肉20克。

做法：

1 山药削皮，洗净后切丁；桂圆肉略微清洗备用。

2 大米淘洗后，和山药丁、桂圆肉一起放进粥锅中，加适量水，大火烧沸后改小火熬煮至粥熟即可。

功效：

这道粥具有养心补肾、益智安神等功效，有助于改善糖尿病人心悸失眠、眩晕健忘、神疲乏力等症状。

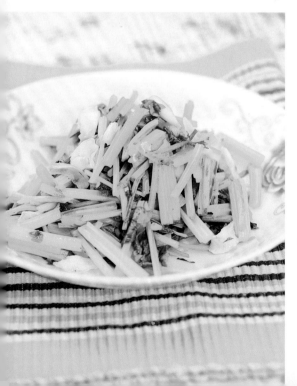

芹菜炒百合

原料： 芹菜400克，百合100克。

辅料： 干红辣椒1个，食用油、食盐、味精、葱花、姜末各适量。

做法：

1 芹菜择洗干净后切段，再放进沸水中氽烫断生后，捞出过凉沥水。

2 新鲜百合洗净备用；红辣椒剪成小段备用。

3 炒锅烧热倒油，放入姜末、葱花、红辣椒爆香，倒入芹菜煸炒至九成熟；放入百合继续炒熟，加入食盐、味精炒匀调味即可。

功效：

这道菜具有滋阴润肺、降压安神、养颜美容的功效，有助于改善糖尿病人由于虚火上升、心烦引起的失眠症状。

美食降糖方

首乌灵芝粥

原料：大米150克，何首乌、灵芝各30克。

做法：

1 把何首乌、灵芝略微清洗后放进锅中，加适量水，烧沸后改小火煎40分钟，滤汁备用。

2 大米淘洗后，放入何首乌灵芝水中，烧沸后改小火熬煮至粥熟即可。

功效：

这道粥具有滋肝补肾、宁心安神等功效，有助于糖尿病人改善肝肾亏虚、心神不宁、烦渴、失眠等症状。

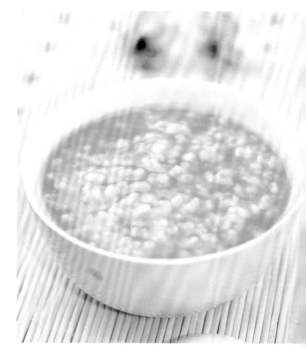

茼蒿菊花汤

原料：茼蒿200克，菊花15克。

做法：

1 茼蒿择洗干净。

2 把茼蒿和菊花一起放进汤锅中，加适量水，烧沸后改小火煎20分钟即可。

功效：

这道汤具有清热解毒、利水排毒等功效，有助于改善糖尿病人头晕、心烦、失眠等症状。

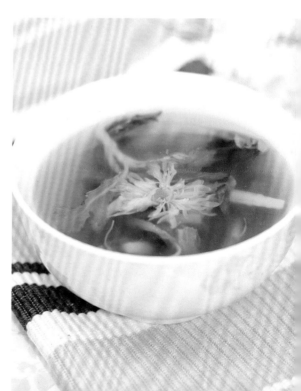

糖尿病合并脂肪肝怎样调理

糖尿病脂肪肝是由于胰岛素分泌不足，导致人体内葡萄糖利用减少，脂肪分解代谢加速，血液中脂肪酸增多，使得大量脂肪酸被肝脏摄取，并以脂肪的形式在肝脏内堆积，形成脂肪肝。糖尿病合并脂肪肝的概率高达75%，糖尿病合并脂肪肝后，肝癌的发病率又会增加10%～20%。所以，对糖尿病合并脂肪肝的预防和治疗不容忽视。

疾病症状早知道

一般来说，当糖尿病合并轻度脂肪肝时，患者基本上没有明显的临床症状；而糖尿病合并中度或重度脂肪肝，患者通常会出现一些类似慢性肝炎的症状，例如上腹不适、恶心、呕吐、厌食、腹胀等。在血糖控制不理想的情况下，患者还容易出现肝肿大。

日常保健要重视

糖尿病与脂肪肝密切相关，所以，患者首先需要积极治疗糖尿病。控制和稳定血糖，有助于肝脏中的脂肪消退；同时，患者积极治疗脂肪肝也有利于对血糖和糖尿病其他并发症的控制。

肝脏相当于人体的化工厂，人体服用的大部分药物都需要经过肝脏解毒，所以，患者在服药治疗的同时，一定要注意不能滥用药物。患者在日常生活中保持乐观开朗的情绪，心情愉悦，少生气，不生气，心态平和，工作学习注意劳逸结合，也有助于减轻肝脏负担，养护肝脏，有益于对疾病的控制和康复。

日常饮食尽量以低糖、低脂肪、高蛋白、高纤维、高维生素为原则，每天的饮食热量消耗量最好多于饮食热量的摄入量。患者可以限制对主食的摄入，多吃副食，多吃燕麦、玉米、荞麦、糙米等粗杂粮，尽量少吃或不吃甜食，远离油炸食品、动物内脏等高油脂、高热量、高胆固醇含量的食物。

最后，糖尿病合并脂肪肝患者，尤其是肥胖人士，还需要减肥、控制体重。因为运动减肥能有效去除腹部内脏脂肪。患者可以根据自己的实际情况，合理选择运动时间和运动项目，每天坚持有氧运动1小时以上，可以选择快步走、散步、慢跑、游泳、登山、做体操、打太极拳、打乒乓球、打羽毛球之类的活动。

小贴士　降糖降脂，双管齐下

诱发糖尿病合并脂肪肝的原因很多，如肥胖、酒精中毒等。不过，其中最主要的致病原因是由于患者体内的胰岛素分泌不足或者相对缺乏，引发肝脏内的脂肪代谢紊乱，与此同时，肝脏对糖的利用率减少，逐渐引发脂肪肝。此外，脂肪肝又可以进一步诱发或者致使胰岛素抵抗和人体内的糖代谢紊乱加剧，并出现重度脂肪肝或肝硬化，从而影响正常的糖代谢，使得血糖值持续处于高水平状态，并进一步引发疾病或使病情加重。

因此，糖尿病和脂肪肝往往互为因果，患者必须双管齐下，同时治疗糖尿病和脂肪肝。

专家对您说

因为在糖尿病合并脂肪肝的早期阶段，患者通常没有明显的症状，所以有的人就误以为病情不严重，没有必要进行治疗，这其实是错误的。

因为脂肪肝的病情进展一般比较缓慢，而且肝脏没有痛觉神经，因此，当病情比较轻的时候，患者的身体通常没有明显的不适感；其次，肝脏的代偿能力很强，即使有三分之二的肝脏组织出现问题，但是只要还有三分之一的肝脏组织在起作用，人体依然可以正常生活，这也容易让人忽视肝脏问题；还有的患者虽然会出现诸如恶心、缺乏食欲、肝区疼痛等症状，但是因为患者的忽视，也往往耽误了治疗时机。于是，在不知不觉中，患者的病情就会逐渐发展，逐渐加重，直到出现肝硬化后才被发现，但此时既不容易治疗，还容易危及生命。所以，糖尿病患者一旦出现早期脂肪肝，必须尽快就医，尽力控制并延缓疾病的进程。

患者不仅需要严格控制血糖，还要积极调整生活方式，改善不良饮食习惯，控制体重，肥胖的患者更要减肥。患者每天要严格限制对饮食热量的摄入。

人体摄入足量的蛋白质有助于清除肝脏中的脂肪，所以，每天要保证摄入 80 ~ 100 克优质蛋白质；可以多吃香菇、木耳、芹菜、绿豆芽、西红柿、黄瓜等，有助于降血脂。

总之，对糖尿病脂肪肝的治疗属于综合治疗过程，患者不仅需要服药，还需要合理的饮食和量运动调理，而且这种综合治疗往往是长期性的，否则，即使暂时把脂肪肝治疗好了，也有可能会复发。

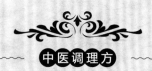

中医调理方

糖尿病合并脂肪肝患者可以经常进行自我按摩，有助于控制血糖，缓解脂肪肝症状，稳定病情，延缓疾病发展。

【内关穴】

·取穴方法·

向前伸臂仰掌，掌根第 1 腕横纹正中直上 2 寸（3 指），掌长肌腱与桡侧腕屈肌腱之间（两筋之间）。

·按摩方法·

用一只手拇指的指腹按揉另一只手的内关穴，每天按揉 2 ~ 3 次，每次按揉 50 ~ 100 下，以被按摩部位感觉酸胀为度。

·功效·

经常按摩这个穴位，有助于益心安神、和胃降逆、宽胸理气、镇定止痛，对心脏、肺脏、肝脏等内脏器官疾病，具有辅助调理作用。

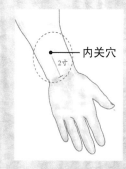

内关穴

2寸

【外关穴】

•取穴方法•

患者正坐或仰卧，俯掌，在人体前臂背侧，手腕横纹向上三指宽处，与内关穴相对。

•按摩方法•

用一只手拇指的指腹按揉另一只手的外关穴，每天按揉2～3次，每次按揉50～100下，以被按摩部位感觉酸胀为度。

•功效•

经常按摩外关穴，有助于活血通络，补益阳气，缓解由于肝气不舒引起的胸胁疼痛等症状。

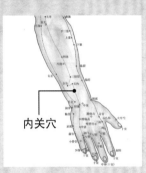

内关穴

【足三里穴】

•取穴方法•

用一只手的掌心按准膝盖的顶部，中指下伸的顶端，向外一横指即是。

•按摩方法•

用拇指或食指的指端按压穴位，指端附着皮肤不动，由轻渐重，连续均匀地用力按压5～10分钟。

•功效•

经常按摩此穴，有助于舒肝理气、通经止痛、强身定神，对脂肪肝、肝肿大等有辅助调理作用。

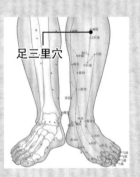

足三里穴

【三阴交穴】

•取穴方法•

正坐或者仰卧，在胫骨内侧面后缘，内踝尖直上3寸处。

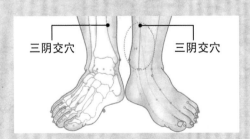

三阴交穴　　三阴交穴

•按摩方法•

用手的拇指的指腹按揉三阴交穴，每天按揉2～3次，每次50～100下，以被按摩部位感觉酸胀为度。

•功效•

按摩此穴有助于双向调节血压，改善患者脾胃虚弱、消化不良、腹胀腹泻、全身水肿、失眠等症状。

美食降糖方

燕麦南瓜糊

原料：燕麦米、胡萝卜、南瓜各适量。

做法：

1 燕麦米淘洗后，用清水浸泡至软；胡萝卜削皮，洗净切丁；南瓜削皮，洗净切丁。

2 把燕麦米、胡萝卜和南瓜一起放进豆浆机，加适量水，启动米糊键，直至豆浆机提示米糊做好。

功效：

这道米糊富含碳水化合物、膳食纤维、维生素及多种矿物元素，有清热润肠、利水降压、消脂降糖的功效，有助于改善高血糖、高血压、高血脂症状，尤其适宜糖尿病合并脂肪肝患者食用。

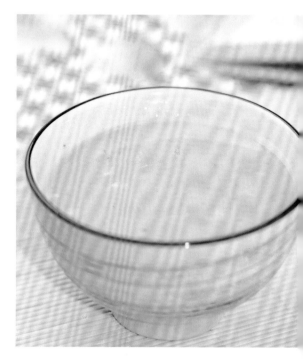

红花山楂陈皮茶

原料：红花10克，山楂50克，陈皮12克。

做法：

1 山楂、陈皮略微清洗。

2 把红花、山楂、陈皮一起放进锅中，加适量水，烧沸后改小火煎30分钟，水代茶饮。

功效：

这道茶具有疏肝养血、活血化瘀的功效，对糖尿病合并血瘀型脂肪肝具有辅助调理作用。

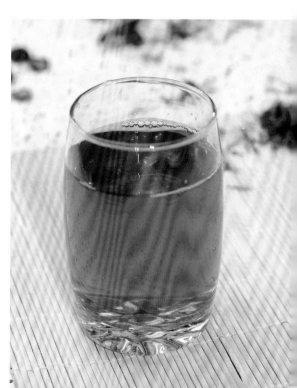

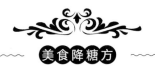

美食降糖方

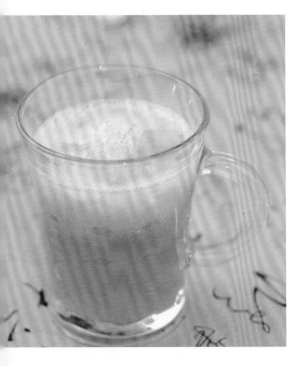

苹果洋葱汁

原料： 苹果2个，梨1个，洋葱半个。

做法：

1 苹果、梨分别削皮、去核，切小块；洋葱洗净后切小块。

2 把所有原料放进榨汁机中，加适量凉开水榨汁。

功效：

这道果蔬汁具有清热降火、润肺止渴、利尿排毒、消脂降压等功效，有助于降血糖，改善脂肪肝的相关症状。

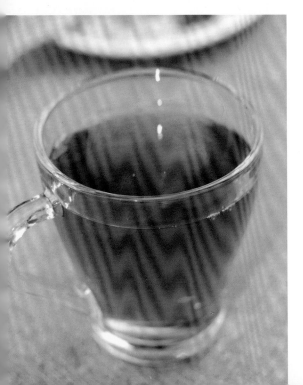

三花降脂茶

原料： 玫瑰花、代代花、茉莉花各15克。

做法：

1 拣除玫瑰花、代代花、茉莉花中的杂质。

2 把玫瑰花、代代花、茉莉花放进茶壶中，沸水焖泡10分钟即可。

功效：

这道茶具有清热排毒、疏肝理气等功效，对糖尿病合并肝郁气滞型脂肪肝患者具有辅助防治和调理作用。

糖尿病
日常家庭护理措施

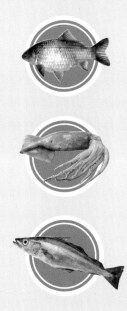

儿童糖尿病怎样调理

儿童糖尿病是指在 15 岁或者 20 岁以前发生的糖尿病。引起儿童糖尿病的原因很多，如遗传、免疫功能低下、病毒感染以及精神压力等，都有可能引起人体内的胰岛功能减退和胰岛素抵抗，并诱发糖尿病。儿童糖尿病主要以 I 型糖尿病为主，通常起病急，病程长，在早期就容易出现各种并发症，对儿童和青少年的身心健康和生活质量构成了严重危害。

疾病症状早知道

儿童糖尿病的主要症状表现为：患者多尿，小便频繁，或者有些原本已经多年不尿床的大孩子，又反复出现尿床；患者经常口渴，夜里也会不时起床喝水，并且非常容易饥饿，食量大增，与此同时，患者又很容易感觉疲劳，体重急剧下降。病情比较严重的患者还可能出现各种并发症的症状，如视力变得模糊，皮肤和阴部出现瘙痒，泌尿系统反复感染，并出现腹痛或者呕吐等症状；患者身上的伤口也比较难以愈合，而且伤口会反复感染，有的患者甚至还出现酮症酸中毒症状，如腹痛、恶心、呕吐、昏睡、神志不清、昏迷，等等。

日常保健要重视

和成人糖尿病患者一样，儿童糖尿病人也需要定期监测血糖和尿糖，并通过血糖和尿糖的变化及时了解病情的变化。

儿童糖尿病人在定期监控血糖的同时，一样需要制订合理的饮食计划，养成有规律的健康饮食习惯，并且需要坚持合理的体育锻炼。运动不仅能够促进儿童的正常生长和发育，还能帮助儿童糖尿病患者维持体内的热量平衡，能够有效帮助患儿控制体重，防治和延缓心血管疾病等并发症。所以，在力所能及的条件下，儿童糖尿病人每天应该坚持不少于 30 分钟的有氧运动，如慢跑、快走、游泳、散步、打羽毛球、练体操，等等。

对儿童糖尿病患者还要做好家庭护理，尤其是年龄偏小的儿童糖尿病人，通常需要家长更细心、耐心地对他们进行照顾和护理，尤其要帮助孩子控制好饮食。

小贴士 多喝开水益健康

孩子普遍喜欢喝碳酸饮料，殊不知，大量喝碳酸饮料也容易诱发儿童糖尿病。尤其在孩子偏食，爱吃高脂肪食品，又缺乏运动的情况下，大量喝碳酸饮料更容易引起肥胖。有的家长见孩子长得胖乎乎的，误以为这样的孩子身体好，并对孩子的不良饮食习惯不闻不问，听之任之，结果往往在不知不觉中，让孩子患上了糖尿病。所以，对孩子必须合理规划饮食，让孩子尽量少吃各种甜食、高脂食物，并远离各种饮料，尤其要尽量避免喝碳酸饮料，多喝白开水，帮助孩子远离不良饮食习惯，控制体重，避免肥胖，终生远离糖尿病。

专家对您说

首先，在儿童糖尿病患者中，要积极普及糖尿病知识，帮助患儿和家长加深对糖尿病的了解，明白对疾病的治疗目的和治疗原则；鼓励家长和患儿树立起战胜疾病的信心，同时，积极对患儿进行心理治疗，帮助患者走出疾病带来的心理阴影。

其次，儿童糖尿病患者在大多数时间里需要接受家人的护理，所以，家长要学会及时为患儿检测血糖和尿糖，学习正确为患儿抽取胰岛素和注射胰岛素。

家长要注意观察了解患儿的病情，一旦发现患儿有低血糖和酮酸症中毒症状，要及时对患儿进行救助和护理。

最后，家长要为患儿安排好饮食，膳食结构要合理，营养要均衡，帮助孩子控制好饮食，避免暴饮暴食引起血糖波动。

中医调理方

【中脘穴】

·取穴方法·

患者正坐或仰卧，在上腹部，前正中线上，脐中上四寸处取穴。

·按摩方法·

用指腹或手掌按揉或按摩此穴位10分钟。

·功效·

按摩此穴有助于增强机体免疫力，帮助糖尿患儿控制和稳定血压，改善患者食欲不振、腹泻、腹痛、腹胀、耳鸣目眩、疲倦乏力、精力不济及青春痘等症状。

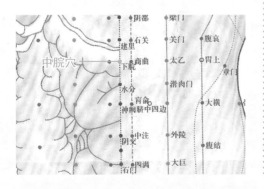

【气海穴】

·取穴方法·

患者仰卧，在人体下腹部，直线连接肚脐与耻骨上方，并将其十等分，距肚脐3/10的位置处取穴。

·按摩方法·

用食指或中指的指腹按揉穴位约10分钟。

·功效·

按揉此穴有助于糖尿病患儿控制和稳定血糖，并帮助改善小便不利、遗尿、大便不畅、水肿鼓胀等症状，能帮助糖尿病患儿增强免疫力，防治并发症。

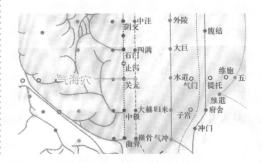

美食降糖方

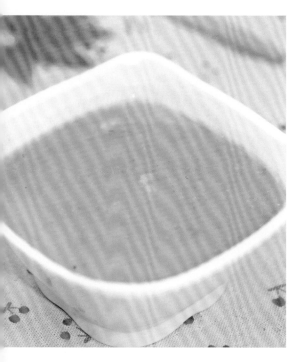

绿豆南瓜羹

原料： 绿豆200克，老南瓜400克。

做法：

1 绿豆淘洗后，用清水浸泡3小时以上。

2 老南瓜（不用削皮）反复擦洗，并用流水冲洗干净后切小块。

3 把绿豆和南瓜一起放进锅中，加适量水，大火烧沸后改小火煮至绿豆裂开，南瓜软烂。

4 把煮好的绿豆南瓜连同汤水一起倒入料理机中搅打成糊状即可。

功效：

绿豆南瓜羹中富含蛋白质、碳水化合物、多种维生素、膳食纤维和矿物质等，不仅容易饱腹，能帮助患儿控制食欲，还能参与体内的糖代谢，促进胰岛素分泌，有助于稳定血糖。

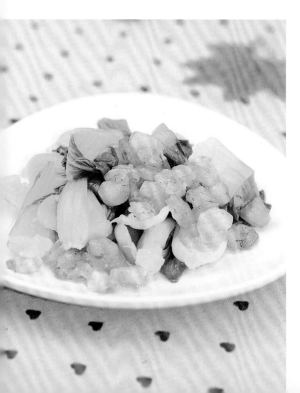

油菜炒虾仁

原料： 虾仁100克，油菜心200克。

辅料： 食用油、食盐、淀粉、鸡精各适量。

做法：

1 虾仁用牙签挑除肠线后洗净，再用少许淀粉抓匀后静置30分钟。

2 油菜心洗净后放入沸水中汆汤断生，再捞出过凉沥水。

3 炒锅烧热倒油，放入虾仁炒熟，再倒入油菜心，加食盐、鸡精炒匀即可。

功效：

这道菜富含蛋白质、虾青素、膳食纤维、胡萝卜素、B族维生素、维生素C等成分，有助于增强食欲，促进消化，改善便秘、营养不良等症状。此外，这道菜低脂低糖低热量，还有助于糖尿病患儿控制体重，有减肥作用。

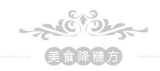

美食降糖方

清炒蒿子杆

原料：蒿子杆400克。

辅料：食用油、花椒、蒜末、食盐、味精各适量。

做法：

1 蒿子杆择洗干净后切小段。

2 炒锅烧热倒油，放入花椒和蒜末爆香，倒入蒿子杆翻炒至熟。

3 加入食盐、味精炒匀即可。

功效：

这道菜富含多种氨基酸、胆碱、维生素、膳食纤维等成分，具有清热降火、润肠通便、健脑益智等功效，能够促进儿童生长发育，兼有减肥作用，尤其适宜身体肥胖的糖尿病患儿食用。

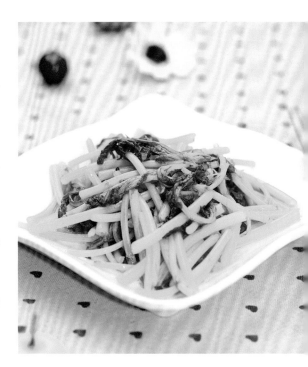

肉末扁豆

原料：扁豆200克，猪肉馅50克。

辅料：食用油、食盐、酱油、鸡精各适量。

做法：

1 扁豆摘除豆筋，洗净后切片。

2 炒锅烧热倒油，放入肉馅迅速划散炒香。

3 倒入扁豆继续翻炒至熟，加入食盐、酱油、鸡精炒匀调味即可。

功效：

这道菜富含B族维生素、维生素D、胡萝卜素、钙、磷、锌、铁、膳食纤维等成分，不仅能为糖尿病患儿补充多种营养素，还能增强食欲，有助于改善患儿食欲不振等症状。

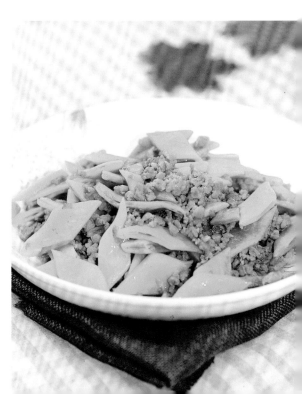

妊娠糖尿病人怎样调理

妊娠糖尿病通常有两种情况。第一种情况是：女性在妊娠前就已经患有糖尿病，这称为糖尿病合并妊娠；另外一种情况是：女性在妊娠前，体内的糖代谢正常或者存在潜在性的糖耐量减退，到了妊娠期后才正式出现糖尿病，称为妊娠期糖尿病。其中，糖尿病合并妊娠大约占 20%，妊娠期糖尿病大约占 80%。而妊娠期糖尿病患者在产后，体内的糖代谢通常会恢复正常，但是在未来罹患 II 型糖尿病的风险也会随之增加。

对于妊娠糖尿病一定要积极治疗，否则有可能导致胎儿先天性畸形，并出现难产，甚至危及母婴生命。

疾病症状早知道

妊娠糖尿病的主要症状表现为：患者很容易出现饥饿或者口渴症状，食量和饮水量都突然增加，患者小便频繁。同时，患者体重减轻，还可能伴有严重恶心、剧烈呕吐等症状。有的糖尿病患者会出现皮肤瘙痒症状。与非糖尿病孕妇相比，妊娠糖尿病患者更容易感到疲倦，病情稍微严重的还有可能出现低血糖，如头晕目眩、昏迷晕倒等，也有的患者可能出现脱水和电解质紊乱症状。

在这种情况下，如果孕妇不能够及时有效地控制和稳定血糖，很容易影响胎儿正常的生长发育，出现畸形胎儿、低体重儿等。另外，由于妊娠糖尿病患者体内的葡萄糖异常代谢加速，会引起血液和尿液中的葡萄糖含量增加，因此在分娩、引产、剖宫产时，更容易引起细菌感染，使得病情加重，甚至危及胎儿的生命。

日常保健要重视

对妊娠糖尿病患者来说，首先需要坚持定期孕检，并且在孕检时要定期检测肾功能和糖化血红蛋白含量，同时要对患者进行全面的检查，如眼部检查，测血压，检测水肿和尿蛋白情况，同时进行胎心监护等，严密监测胎儿的发育、胎儿的成熟度及胎儿的胎盘功能等情况，如果病情严重，更需要及时住院进行治疗。

在患者血糖控制良好，没有其他并发症，以及胎儿发育良好的情况下，在妊娠第38 ~ 39周时，患者要及时终止妊娠。如果患者的血糖控制不理想，出现了并发症，胎儿的生长发育受限，那么就需要尽快抽取羊水，并给患者注入合适的药物促使胎儿肺成熟，等胎儿的肺成熟后再立即终止妊娠，取出胎儿。

患者适量运动，多晒太阳，能帮助身体消耗多余的能量，促进人体对钙的吸收。

小贴士 补硒治疗妊娠糖尿病

据研究，微量元素硒具有良好的抗氧化性，有助于清除人体内的氧自由基，防止胰岛 β 细胞被氧化破坏，帮助改善胰岛素和内分泌细胞的代谢功能，促进人体内的糖分代谢，不仅能帮助人体降血糖和稳糖，还能帮助人体有效防止糖尿病的并发症。所以，孕妇可以多吃富含硒的食物，如鱼、香菇、芝麻、大蒜、芥菜等。

专家对您说

　　孕妇在孕 18 周～32 周之间，最好到正规医院检查血糖。如果发现孕妇血糖值偏高，那么需要积极配合产科和糖尿病专科医生进行治疗，并严格遵照医嘱，合理用药，定期复查血糖和尿糖。到了妊娠后期，孕妇最好每周检查一次血糖。另外，除了血糖，孕妇在平时还要密切关注自己的血压变化、监测自己的肝肾心功能、视网膜病变及胎儿情况，并监测胎儿大小及有无畸形，定期检查胎心和胎动，一旦发现胎儿出现异常状况，需要立即就医，必要时住院治疗，并根据医生的建议决定引产还是剖宫产。

中医调理方

【三阴交穴】

·取穴方法·

在内踝尖上直上 3 寸，胫骨后缘靠近骨边凹陷处取穴。

·按摩方法·

用一只手的拇指的指腹按揉穴位，或者用经络锤敲打穴位 10 分钟以上。

·功效·

按摩此穴有助于患者降低和稳定血糖，以及帮助患者改善水肿、小便不利、失眠、便秘等症状。

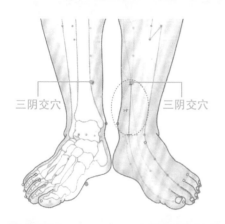

【足三里穴】

·取穴方法·

从外膝眼向下量 4 横指，在腓骨与胫骨之间，由胫骨旁量 1 横指处取穴。

·按摩方法·

用手的拇指或中指的指腹按压穴位，每次按压 5～10 分钟，每分钟按压 15～20 次，以穴位感觉像针刺一样酸胀、发热为度。

·功效·

经常按摩此穴，能增强人体免疫机能，对糖尿病及其并发症等具有辅助调理作用。

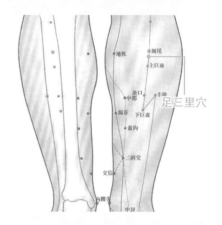

美食降糖方

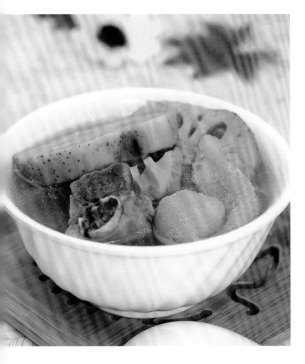

竹荪莲藕汤

原料：竹荪10克，莲藕300克，猪排骨500克。

辅料：葱段、姜片、食盐各适量。

做法：

1 竹荪泡发后清洗干净；莲藕刮掉外皮，洗净切块；猪排骨洗净焯水备用。

2 把猪排骨、葱段、姜片一起放进煲内，加适量水，烧沸后滤除浮沫。

3 放入竹荪、莲藕烧沸后，改小火煲1小时，加入食盐调味即可。

功效：

这道汤具有滋阴润燥、健脾开胃、益气活血等功效，适宜各型糖尿病孕妇常食。

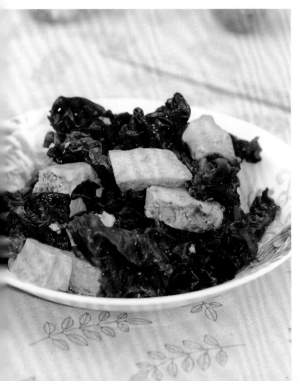

黑木耳烩豆腐

原料：豆腐250克，干黑木耳15克。

辅料：食用油、食盐、味精、水淀粉、清汤各适量。

做法：

1 黑木耳泡发后清洗干净；豆腐切块，并放入沸水中余烫2分钟后捞出沥水。

2 炒锅烧热倒油，放入黑木耳略微翻炒，倒入清汤烧沸，水淀粉勾芡。

3 放入豆腐和匀并继续焖煮5分钟左右，加入食盐、味精调味即可。

功效：

这道菜具有祛瘀化痰、消脂降压等功效，再加上它富含铁、钙等营养成分，有助于妊娠糖尿病人防治缺铁性贫血和骨质疏松等症状。

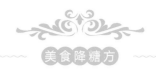

美食降糖方

燕麦片粥

原料：燕麦片100克，牛奶250毫升。

做法：

1 把燕麦片倒入粥锅中。

2 加入牛奶和适量水，中火烧沸后改小火煮至
麦片熟烂、浓稠即可。

功效：

这道粥富含钙、蛋白质、多种维生素、膳食纤
维、亚油酸等营养成分，食后容易让人产生饱
腹感，能有效控制进食欲望，延缓餐后血糖上
升，并且对脂肪肝、浮肿、便秘、高血脂、高
血压等并发症也有辅助调理作用。再加上它营
养丰富，也能满足胎儿对营养的需求，因此适
宜妊娠糖尿病患者食用。

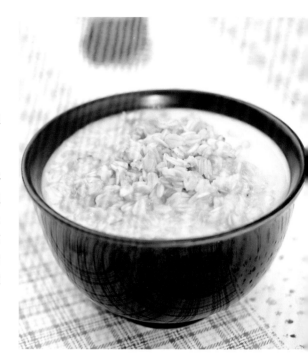

西蓝花炒肉片

原料：西蓝花300克，猪瘦肉150克。

辅料：食用油、食盐、生抽、料酒、淀粉、葱
花、姜末、蒜末、胡萝卜片各适量。

做法：

1 猪肉洗净切片，用少许食盐、生抽、料酒、淀
粉拌匀略腌；西蓝花掰成小朵，洗净后汆烫
断生；另取一小碗，放入适量淀粉、水、食
盐、生抽拌匀成调味料。

2 炒锅烧热倒油，放入肉片翻炒至变色，加入
葱花、姜末、蒜末继续炒半分钟。

3 加入西蓝花和胡萝卜炒熟，再倒入调味料炒
匀即可。

功效：

这道菜能促进肝脏解毒，满足胎儿生长发育需
要，尤其适宜妊娠糖尿病人食用。

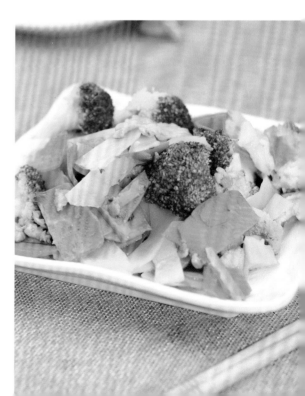

老年糖尿病人怎样调理

老年糖尿病是指在患者在60岁以后才发病，或者在60岁以前就已经罹患糖尿病，并延续到了60岁以后。老年糖尿病以非胰岛素依赖性为主。随着人口日益老龄化，老年糖尿病的发病率也在日渐增加，再加上老年糖尿病普遍多并发症，所以发病率和死亡率都比较高，需要及早进行防治。

疾病症状早知道

老年糖尿病的症状和非老年糖尿病的症状有很多共同点，例如多食、多渴、多尿、消瘦等。老年糖尿病通常会伴随多种并发症，往往服药种类多，服药量大，并且在智力和记忆力方面存在明显衰退现象。还有的老年糖尿病人症状不是很明显，或者几乎就没有什么症状，所以，往往容易被其他一些慢性疾病掩盖，不容易发现。与非老年糖尿病人相比，老年糖尿病人更容易出现低血糖症状，并且患病率和死亡率都比较高。

日常保健要重视

与其他糖尿病患者相比，老年糖尿病人更需要家人的关心和照顾。不管是患者还是家属，都要正确认识糖尿病，解开患者对疾病的心结，打消对疾病的担忧、焦虑等不良情绪，树立战胜疾病的信心，积极治疗，控制和稳定血糖，努力延缓病情的进程，改善生活质量。

其次，和非老年糖尿病人一样，老年糖尿病人同样需要每天坚持进行体育锻炼，每天定时定量进行有氧运动，如游泳、慢跑、散步、快走、打羽毛球等，有助于降低血糖，控制体重，增强免疫力。

再次，老年糖尿病患者的日常饮食也同样要以清淡为原则，尽量以低糖、低脂、高维生素的食物为主，严格忌食糖果、糕点等甜食，不喝可乐、汽水、果汁等含糖饮料。喜欢吃甜食的老年糖尿病人，可以用阿斯巴甜、木糖醇等代糖进行调味。土豆、芋头、红薯等淀粉含量高的食物也要尽量少吃，因为多余的淀粉在人体内会转化成糖储存起来，影响人体的糖代谢。油炸、煎炸、油酥食物，以及肥肉、动物内脏、蛋黄等胆固醇含量和脂肪含量高的食物，也最好少吃或者不吃。

患者可以适量多吃新鲜蔬菜和菌类食品，如芹菜、莴笋、菠菜、空心菜、木耳菜、蘑菇、香菇、金针菇等，这些食物既能够为人体补充足量的维生素和矿物质，又能为人体供给足量的膳食纤维，有助于人体排毒排便，帮助防治肥胖和便秘。

小贴士 年老更要小心糖尿病

多数老年糖尿病人的发病与遗传基因有关。其次，老年人由于身体的新陈代谢速度减慢，对能量的需求量日益减少，人体对葡萄糖的耐受量也在慢慢降低，对葡萄糖的代谢能力和利用率也明显降低，在这种情况下，再加上过量进食，缺乏运动等，就很容易引起肥胖，并使人体细胞膜上的胰岛素受体减少，加重胰岛素抵抗，所以很容易引发高血糖。另外，老年人随着年龄增加，体内的胰岛β细胞的数量会明显减少，与此同时，α细胞和δ细胞的数量会增加，纤维组织增生，糖耐量和对糖的代谢水平降低，胰岛素释放延缓，致使空腹血糖和餐后血糖都会有不同程度的上升，也是容易诱发糖尿病的原因。

专家对您说

老年糖尿病人在积极服用降糖药的同时，需要警惕夜晚出现低血糖。尤其服用长效磺脲类药物的患者，更容易发生夜晚低血糖。因为老年人的神经反应比较迟钝，一旦出现夜间低血糖就会非常危险，甚至容易危及生命。

另外，老年糖尿病人在进行降糖治疗的同时，还要积极预防高血压、高血脂及眼部病变等并发症，并要注意药物对肝肾功能的不良影响，如果患者肝肾功能不好或者血糖控制不理想，那么要及时用胰岛素进行治疗。

最后，老年糖尿病患者一定要定期进行血糖和尿糖的自我监测，并且要加强个人的卫生护理及足部护理，防止足部破损及感染，尽量减少肢体病残的发生率。

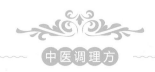

中医调理方

【天枢穴】

·取穴方法·

仰卧，在人体中腹部，肚脐左右两侧三指宽处取穴。

·按摩方法·

用中指的指腹按压穴位大约10分钟。

·功效·

此穴位有助于调理血糖，并对便秘、腹胀、腹泻及肝炎等并发症均有辅助调理作用。

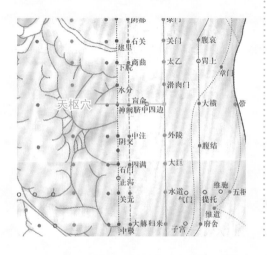

【血海穴】

·取穴方法·

患者正坐，在大腿内侧，膝盖骨内上角，髌底内侧端上2寸，股内侧肌隆起处取穴。

·按摩方法·

用拇指的指腹按压穴位，直至穴位处感觉酸胀为宜。

·功效·

经常按摩此穴，有助于调理气血，促进血液循环，帮助老年糖尿病人改善气滞血瘀等症状，并有辅助降糖作用。

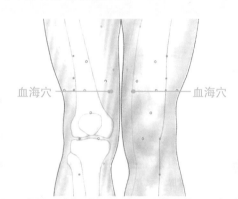

美食降糖方

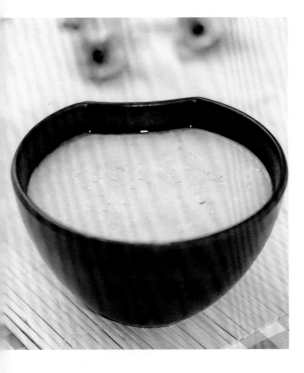

荞麦米糊

原料：荞麦、燕麦米、糙米各适量。

做法：

1 荞麦、燕麦米、糙米淘洗后，用清水浸泡3小时以上，泡至麦粒和米粒变软。

2 把泡好的荞麦、燕麦米、糙米放进豆浆机中，加适量水，启动米糊键，直到豆浆机提示米糊做好。

功效：

这道米糊不仅富含碳水化合物、多种维生素以及钙、铁、钾、硒、铬、锌等矿物元素，而且含有非常丰富的膳食纤维，食后容易饱腹，有助于控制食欲，改善血糖，并帮助糖尿病人防治高血压、高血脂、动脉硬化、便秘等并发症，尤其适宜老年糖尿病人食用。

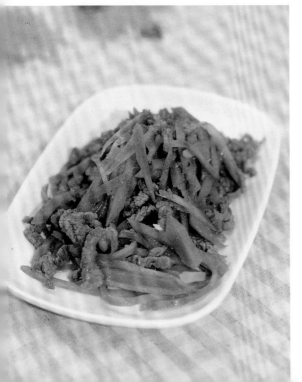

牛肉丝炒胡萝卜

原料：牛肉150克，胡萝卜300克。

辅料：酱油、食用油、食盐、淀粉、葱花、姜丝、料酒各适量。

做法：

1 牛肉洗净切丝，用淀粉、酱油、料酒拌匀后腌至入味；胡萝卜削皮，洗净切丝。

2 炒锅烧热倒油，放入胡萝卜丝迅速翻炒至熟，再放入食盐、酱油炒匀后盛出。

3 炒锅中留余油，放入葱花、姜丝炒香，再放入牛肉丝迅速翻炒至熟。

4 倒入胡萝卜丝加入适量酱油炒匀即可。

功效：

这道菜有助于增强人体冠状动脉血流量，改善微血管功能，并有效改善皮肤粗糙和用眼疲劳症状，辅助防治眼底病变，兼有防癌抗癌作用。

美食降糖方

素烧茄子

原料：长茄子300克，红椒、青椒各1个。

辅料：食用油、蒜片、食盐、生抽、鸡精各适量。

做法：

1 茄子洗净切条，并用凉水略微浸泡后沥水。

2 红椒、青椒分别洗净切片。

3 炒锅烧热倒油，放入茄条煸炒至软，再加少许水，加盖焖煮至九成熟。

4 放入青椒、红椒、蒜片翻炒至熟。

5 加入食盐、生抽、鸡精炒匀调味即可。

功效：

这道菜富含维生素E、维生素P、B族维生素、皂草苷等成分，有助于软化血管，对动脉硬化、坏血病、慢性胃炎、肾炎水肿等均有辅助调理作用。

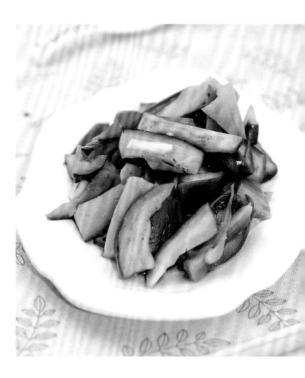

豆腐焖蚕豆

原料：豆腐、蚕豆各300克。

辅料：食用油、花椒、蒜末、食盐、味精、水淀粉各适量。

做法：

1 蚕豆先用温水浸泡至软，然后剥去外皮，洗净备用；豆腐略微冲洗后切小块。

2 炒锅烧热倒油，放入花椒、蒜末爆香，倒入蚕豆煸炒2分钟。

3 放入豆腐略微翻炒后加适量清水，烧沸后改小火煨至蚕豆熟软。

4 加入食盐、味精调味，水淀粉勾芡即可。

功效：

这道菜具有润肠通便、健脑益智等功效，有助于患者改善便秘、骨质疏松、失眠、健忘等症状。

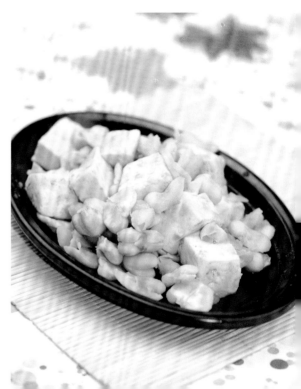

消瘦型糖尿病人怎样调理

当糖尿病人的体重较正常体重下降10%以上，就可以称为消瘦。消瘦既是糖尿病人的常见症状之一，也是一种典型症状。不过，虽然消瘦在某种程度上有助于糖尿病人防止高血脂、肥胖、心血管疾病等并发症，但过度消瘦同样有可能引起生命危险。据研究，在 I 型糖尿病人中，身体偏瘦的人比身体偏胖的人更容易死亡。

疾病症状早知道

消瘦型糖尿病患者主要存在于 I 型糖尿病人中。和其他糖尿病患者一样，消瘦型糖尿病人也具有"三多一少"等症状，同时，患者的身体往往还出现毫无原因的消瘦，而且消瘦的速度比较快，患者通常明显感觉身体乏力。和 II 型糖尿病不同的是，II 型糖尿病适度消瘦有助于稳定血糖，控制病情，但是 I 型糖尿病人过度消瘦有可能会引起血糖剧烈波动，使病情加重，还有的病人甚至可能存在生命危险。所以，一旦糖尿病人出现身体急剧消瘦的症状，尤其是 I 型糖尿病人，必须引起重视并积极就医。

日常保健要重视

消瘦型糖尿病人，尤其是 I 型糖尿病人，如果体重低于标准体重10%以上，必须想法增加体重，使体重能够符合标准体重。

对这类患者来说，在日常生活中，首先需要积极服用降糖药或者使用胰岛素进行治疗，帮助控制和稳定血糖，同时纠正体内的代谢功能紊乱，使胰岛能够得到充分休息，增强胰岛功能；患者及家属要学会对患者的血糖和尿糖进行自我监控，一旦发现血糖控制不理想，要及时就医，并积极防治各种并发症。

其次，患者要严格遵守饮食疗法，适量摄入蛋白质、脂肪、碳水化合物，与其他糖尿病人相比，可以适量增加饮食热量的摄入，促使体重尽快达到标准体重，多吃维生素含量高和富含膳食纤维的食物。

最后，患者要适量运动，可以通过游泳、登山、慢跑等有氧运动，增强肌肉力量，既达到健美的目的，又提高了免疫力。

小贴士　消瘦有原因，治疗要对症

糖尿病人之所以容易消瘦，主要是由于患者体内的胰岛 β 细胞功能减退，胰岛素的分泌与合成减少，机体对葡萄糖的利用率下降，导致身体能量不足，于是，为了维持生命所需要的能量，患者只能通过分解体内的脂肪和蛋白质产生的能量来满足机体各组织的需要，进而引起体内脂肪和蛋白质代射紊乱，肌肉和肝脏中的蛋白质合成减少，分解增多，患者的肌肉、脂肪逐渐消耗，再加上患者多尿，于是导致患者的体重日益下降，并变得消瘦。

糖尿病人的消瘦有单纯性消瘦和继发性消瘦之分。一般来说，单纯性消瘦没有明确的内分泌疾病，而继发性消瘦主要是由神经系统或内分泌系统的器质性病变引起的。对于继发性消瘦，必须首先对病因进行医治，才能改善消瘦症状。

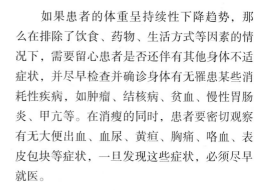

专家对您说

对于消瘦型糖尿病人,首先需要了解血糖的控制情况,如果患者血糖波动,控制不佳,那么很容易导致机体处于负平衡状态,并容易导致脏腑器官功能减弱,免疫力下降。所以,消瘦型糖尿病患者必须坚持治疗,定时服用降糖药,积极控制好血糖,保持血糖稳定,避免血糖剧烈波动。

如果患者的体重呈持续性下降趋势,那么在排除了饮食、药物、生活方式等因素的情况下,需要留心患者是否还伴有其他身体不适症状,并尽早检查并确诊身体有无罹患某些消耗性疾病,如肿瘤、结核病、贫血、慢性胃肠炎、甲亢等。在消瘦的同时,患者要密切观察有无大便出血、血尿、黄疸、胸痛、咯血、表皮包块等症状,一旦发现这些症状,必须尽早就医。

中医调理方

【关元穴】

● **取穴方法** ●

仰卧,在脐中下3寸处,腹中线上取穴。

● **按摩方法** ●

双手交叉重叠放在穴位上,稍微施加压力,然后交叉的手快速、小幅度地上下推动,每次坚持5分钟左右。按摩时不宜过度用力,以局部感觉酸胀为度。

● **功效** ●

有助于糖尿病人改善头痛眩晕、神经衰弱、羸瘦无力等症状,对糖尿病合并高血压等并发症具有辅助防治和调理作用。

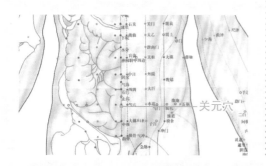

【承山穴】

● **取穴方法** ●

俯卧,在小腿后面正中,委中穴与昆仑穴之间,当伸直小腿或足跟上提时,腓肠肌肌腹下出现的尖角凹陷处取穴。

● **按摩方法** ●

用手的拇指的指腹按揉穴位5分钟左右,双手交替进行。

● **功效** ●

按摩此穴有助于糖尿病患者改善便秘、痔疮、腰背疼痛、腰腿疼痛、过度消瘦及免疫力低等症状。

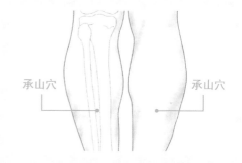

美食降糖方

冬瓜虾丸汤

原料：冬瓜300克，虾仁200克。

辅料：蛋清、鸡精、食盐、料酒、生抽、胡椒粉、姜片、香菜末、香油各适量。

做法：

1 虾仁洗净剁碎，盛入容器，加入料酒、生抽、食盐、蛋清和胡椒粉，顺着一个方向搅拌均匀，并腌20分钟使虾肉馅入味；冬瓜削皮，洗净切片。

2 把姜片放进汤锅，加适量水，烧开后将虾肉馅用手团成大小均匀的丸子放入锅中略煮2分钟，再放入冬瓜片煮熟。

3 加入食盐、鸡精，淋入香油，撒上香菜即可。

功效：

这道汤具有健脾和胃、清热化痰、生津解渴、利尿排毒等功效，有助于改善患者脾胃失和、食欲不振、营养不良等症状。

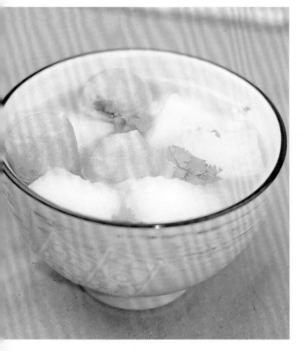

鸡丝炒莴笋

原料：莴笋250克，鸡胸肉100克，红尖椒1个。

辅料：食用油、食盐、味精、料酒、葱丝、姜丝各适量。

做法：

1 鸡胸肉洗净切丝；莴笋剥皮，洗净切丝；红尖椒洗净切丝。

2 炒锅烧热倒油，放入葱丝、姜丝爆香，倒入鸡丝炒变色。

3 烹入料酒，倒入莴笋丝继续翻炒至熟。

4 放入食盐、味精炒匀即可。

功效：

这道菜具有健脾开胃、消积下气、宽肠通便等功效，能帮助糖尿病人有效控制血糖，改善失眠、气血虚、营养不足等症状，辅助防治高血压、冠心病、动脉硬化、习惯性便秘等并发症。

韭黄炒鸡蛋

原料：韭黄500克，鸡蛋2个。

辅料：食用油、食盐、味精各适量。

做法：

1 韭黄择洗干净后切小段；鸡蛋搅散成蛋液。

2 炒锅烧热倒油，待油温升至七八成热时，倒入蛋液迅速划散并略微翻炒后盛出。

3 炒锅中留余油，倒入韭黄翻炒至熟。

4 再倒入鸡蛋，加入食盐、味精炒匀即可。

功效：

这道菜具有滋肝补肾、暖腰健膝、壮阳固精等功效，并有助于改善糖尿病人食欲不振、气血虚、腰膝酸软、营养不良、消瘦等症状。

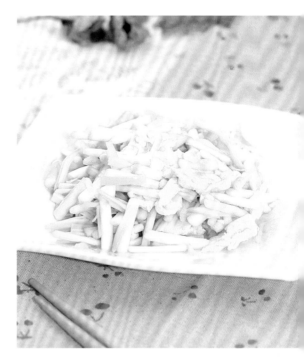

养生黑豆浆

原料：黑豆1量杯。

做法：

1 黑豆提前淘洗并用清水浸泡至膨胀变软。

2 把泡好的黑豆放进豆浆机中，加适量水，搅打成豆浆。

3 滤除豆渣即可饮用。

功效：

这道豆浆具有健脾和胃、滋肝养肾、强筋壮骨、润肠通便、明目乌发等功效，有助于糖尿病人控制血糖，改善肝肾不足、气血亏虚、筋骨酸软、早衰、头发早白、身体羸弱等症状。

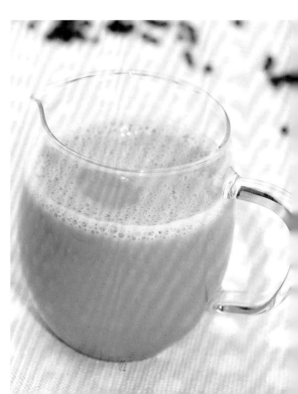

肥胖型糖尿病人怎样调理

与体重正常的人相比，肥胖型糖尿病的发病率远远高出四倍多，其中，重度肥胖型糖尿病的患病率高达30倍。肥胖型糖尿病主要以Ⅱ型糖尿病为主，尤其高发于40岁以上的Ⅱ型糖尿病患者中。与非肥胖型糖尿病人相比，肥胖型糖尿病患者更容易罹患高脂血症、高胆固醇症、血栓、高血压等心血管疾病。

疾病症状早知道

一般来说，轻度肥胖型糖尿病患者几乎没有什么明显的症状，中度和重度肥胖型糖尿病患者有时会出现四肢乏力、容易出汗、心悸、心慌、气短等症状。患者往往胸部脂肪多，容易气促、脉快、无力、疲倦、嗜睡等。此外，与非肥胖型糖尿病患者相比，肥胖型糖尿病患者往往喜静不喜动，运动不灵活，抵抗力较弱，部分患者伴有高血压、高血脂等并发症。一些肥胖型糖尿病儿童还非常容易罹患呼吸道疾病。

日常保健要重视

首先，和其他糖尿病人一样，肥胖型糖尿病人要积极进行心理调节，正确认识和对待疾病，保持心情舒畅，树立起战胜疾病的信心。

其次，肥胖型糖尿病人也需要定期体检，包括经常自测血糖和体重，及时了解病情，并根据疾病情况进行对症治疗，不仅有助于延缓病情的发展，还有利于预防各种并发症。

第三，肥胖型糖尿；病人要坚持进行适合自己的运动，如体操、慢跑、游泳、打羽毛球、散步、打太极拳等，运动要循序渐进，量力而行，劳逸结合。

第四，患者要积极调整自己的饮食结构和生活方式，每餐饭只吃七八分饱，以素食为主，少吃肉类食物，尽量少吃或不吃高糖、高脂食物，做到营养均衡。

小贴士 隐性肥胖要重视

人体脂肪包括内脏脂肪和皮下脂肪。内脏脂肪与人体的胰岛素敏感性密切相关。在一些糖尿病患者中，有的患者虽然看起来并不胖，或者消瘦，但是这些患者却内脏脂肪多，这类患者就属于隐性肥胖。对隐性肥胖患者来说，如果不能够及时控制好体重，消减内脏脂肪，也很容易并发心血管疾病，使病情加重。而且根据研究，属于隐性肥胖的人更容易罹患糖尿病。

所以，如果男性的腰围超过85厘米，女性的腰围超过80厘米，那么患者就需要随时注意关心自己的肥胖和血糖状态，定时监测血糖、血压和血脂，争取做到对疾病早发现，早治疗。

专家对您说

对肥胖型糖尿病患者来说，首要的任务是控制和稳定血糖，减肥并降低体重，努力使体重恢复正常标准。

所以，肥胖型糖尿病患者首先需要限制饮食，尽量少吃多运动，每餐饭只吃七分饱即可，避免过量进食，使体内摄入的热量低于运动消耗的热量，并促使体内脂肪分解和消耗。

此外，患者每天坚持适量运动，能够促使体内的热量消耗，增强胰岛素的敏感性。

因为食欲亢进导致肥胖的糖尿病病人，可以在医生的指导下，适量服用减肥药帮助减肥。

中医调理方

【天枢穴】

·取穴方法·

患者正坐或平躺，将右手三指并拢，在肚脐左右两寸处取穴。

·按摩方法·

用中指指腹按压穴位约 10 分钟。

·功效·

此穴有助于调理肠胃，疏通气血，促进肠道蠕动，有助于糖尿病人控制和稳定血糖，改善便秘、肥胖等症状。

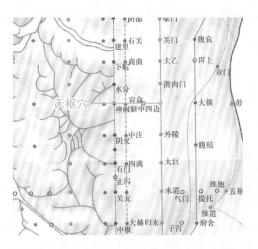

【曲池穴】

·取穴方法·

患者正坐，侧腕，曲肘，在肘部横纹尽处，肱骨外上髁内缘凹陷处取穴。

·按摩方法·

用另一只手的拇指指腹或食指指腹按压穴位约 10 分钟。

·功效·

经常按摩此穴，对人体消化系统、内分泌系统及血液循环系统均有改善作用，有助于糖尿病患者控制和稳定血糖，消除体内多余脂肪，防治肥胖症、脂肪肝及心血管疾病等并发症。

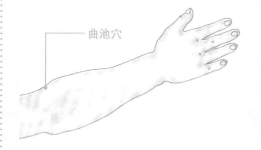

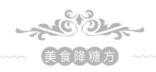
美食降糖方

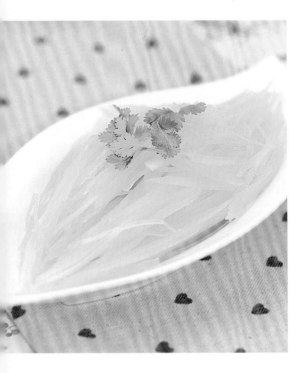

鲜拌莴苣

原料：莴笋300克。

辅料：食盐、味精、辣椒油各适量。

做法：

1 莴笋剥皮，洗净切丝，并用少许食盐拌匀后
  腌10分钟。

2 将莴笋丝中腌出的水分倒掉，盛入盘中。

3 放入味精，淋上辣椒油拌匀即可。

功效：

这道菜具有清热解毒、消积下气、利湿排毒、
宽肠通便等功效，有助于糖尿病人控制血糖，
改善燥热烦渴、消化不良、小便不利、水肿、
便秘等症状，兼有减肥作用，尤其适宜肥胖型
糖尿病人食用。

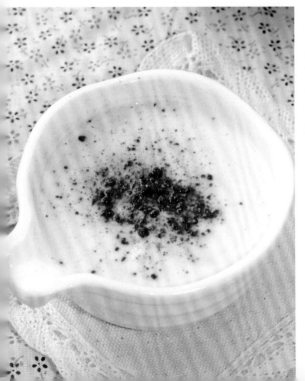

苹果绿茶酸奶

原料：红富士苹果1个，原味酸奶200克，凉
开水约50毫升，绿茶粉5克。

做法：

1 苹果削皮、去核，切块。

2 把苹果、酸奶、凉开水和绿茶粉一起放入料
  理机中搅打均匀成糊状即可。

功效：

这款自制酸奶富含多种维生素、膳食纤维、果
胶等成分，有助于润肠、通便、排毒，有良好
的减肥作用，对糖尿病合并便秘、肥胖等症有
辅助调理作用。

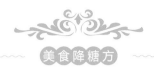

美食降糖方

西红柿柚子汁

原料：西红柿、柚子、白菜各250克。

做法：

1 西红柿洗干净后剥皮，去蒂，切小块。

2 柚子剥皮，去籽粒，取出果肉备用。

3 白菜洗净并撕成碎片。

4 把西红柿、柚子果肉和白菜一起放进榨汁机中，加适量凉开水榨汁。

功效：

这道果蔬汁具有清热除烦、生津止渴、利尿排毒等功效，有助于糖尿病人控制血糖，改善口渴烦热、小便不畅、水肿等症状，兼有瘦身养颜的作用。

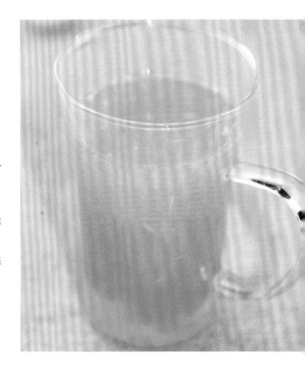

南瓜糙米饭

原料：糙米200克，大米100克，南瓜500克。

辅料：葱花、食盐、猪油各适量。

做法：

1 糙米和大米分别淘洗后浸泡至米粒变软。

2 南瓜削皮，去籽粒，洗净切小块。

3 炒锅烧热后放入猪油，待油温升至七成热时，放入葱花爆香，再放入南瓜略微煸炒至南瓜稍微变软。

4 放入糙米和大米，并倒入适量水，大火烧开后搅拌均匀，然后改小火煮至米粒开花，水快干时，用中火焖5~10分钟即可。

5 食用时，可放入适量食盐拌匀调味。

功效：

这道米饭有助于糖尿病人控制血糖，调理脾胃，改善食欲不振、脾气虚弱等症状，兼有减肥作用。

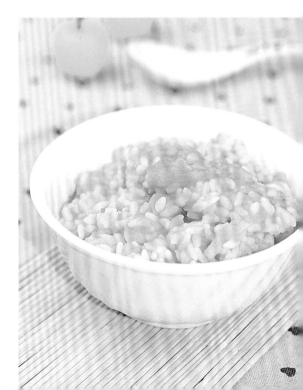

免疫力低下的糖尿病人怎样调理

糖尿病会引起体内糖、蛋白质、脂肪代谢紊乱，再加上患者由于血糖波动，体质下降，免疫力和抗病力也普遍比正常人偏低。糖尿病人免疫力低，更容易诱发各种并发症，加重病情。所以，糖尿病人要努力稳定血糖，控制病情，增强免疫力。

疾病症状早知道

糖尿病人由于体内的糖、蛋白质、脂肪代谢紊乱，与正常人相比，更容易免疫力低下。免疫力低的糖尿病人容易感染各种细菌、病毒，容易感冒，而且通常会出现身体虚弱、营养不良、精神萎靡、疲乏无力、食欲不振、失眠等症状。患者在每次感冒或者罹患其他疾病后，不仅不容易恢复，还会经常反复发作，甚至加重病情，引起恶性循环。

日常保健要重视

首先，糖尿病人要在平时多参加体育锻炼，可以选择慢跑、自由体操、游泳、散步等运动形式，并且长期坚持，增强机体的抵抗力。

因为免疫力低下的糖尿病人容易受病毒、细菌感染，所以，室内要经常通风换气，保持空气清新，减少细菌和病毒传播的机会。

在气候变化时，要注意及时加减衣服，以防感冒。在感冒流行季节要尽量避免到人多的公共场所，出门戴口罩，或者用食醋在室内煮沸后熏闻。万一罹患感冒，要多休息，多饮水，尤其在感冒初起时，只要多休息，多喝水，减少剧烈运动，感冒通常就能够很快康复。

免疫力低下的糖尿病患者可以经常用中药黄芪、女贞子各15克，用开水冲泡后代茶饮用；或者用中药大青叶、贯众各30克煎水代茶饮，皆有提高免疫力，帮助患者预防感冒等疾病的作用。

小贴士 远离宠物防感染

据研究，猫狗等宠物几乎都喜欢通过舔向主人示好，而在宠物舔舐主人时，其唾液中携带的大量病菌病毒会乘虚而入，感染糖尿病患者身上的伤口；或者患者不小心被自己饲养的宠物猫狗等咬伤或抓伤，也容易引起伤口感染，并导致患者出现腹痛、腹泻、发热等症状。病情严重的会出现全身性症状甚至败血症，从而引起死亡。还有的糖尿病患者因为并发神经病变，手脚麻木、反应迟钝，即使被宠物咬伤也不会引起剧烈疼痛，所以被咬伤后引起感染的危险更大。另外，猫狗等宠物还是某些传染病的重要源头，极易引起传染性肝炎等糖尿病并发症。

糖尿病人由于血糖高，免疫力低，对疾病的抵抗力弱，尤其容易被一些动物体内的微生物感染，并且在被感染后，很容易危及生命。所以，糖尿病人不宜饲养宠物，更不宜与宠物"亲密接触"。

专家对您说

多运动、合理饮食、多晒太阳，有助于提高糖尿病人的免疫力。

据研究，经常运动，有助于糖尿病人降低和稳定血糖，加强平衡心脏与肺部功能，改善人体的葡萄糖代谢，从而增强人体免疫系统功能。

患者除了运动，还要多吃抗氧化食物。抗氧化食物中所含的抗氧化剂能够清除人体内有害的自由基，增强人体的免疫功能，像马铃薯、绿茶、柑橘、花椰菜、牛奶、鱼、小麦、樱桃、草莓、西瓜、西红柿等食物中，都含有丰富的抗氧化物质。另外，硒和锌也有助于清除人体内的自由基，所以，还可以多吃富含硒和锌的食物，如海产品、肉类等。

另外，多晒太阳也有助于增强糖尿病人的机体免疫力，促进疾病的康复。因为大多数II型糖尿病患者的体内都缺乏维生素 D。维生素 D 缺乏会影响人体对钙的吸收，并不利于骨骼健康，人体容易罹患骨质疏松、佝偻病等疾病。而维生素 D 在食物中的含量极少，主要是皮肤通过获取阳光中的紫外线制造而成的。所以，糖尿病人应该多晒太阳，尽可能多地摄取维生素 D，增强免疫力，防治骨质疏松等疾病。

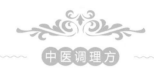

中医调理方

【迎香穴】

• 取穴方法 •

正坐仰靠，鼻唇沟上，与鼻翼外缘中点取平。

• 按摩方法 •

用两手食指的指腹分别按揉鼻翼两侧的迎香穴，每天按揉 2 ~ 3 次，每次按揉 3 ~ 5 分钟，以被按揉穴位感觉酸胀为度。

• 功效 •

经常按摩此穴，有助于增强人体免疫力，有效防治感冒、鼻炎等疾症。

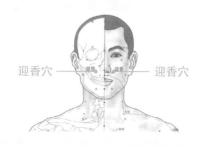

迎香穴 ——— 迎香穴

【涌泉穴】

• 取穴方法 •

仰卧、蜷足，脚掌心前部正中凹陷处，约当足底前、中 1/3 交界，第 2、第 3 跖趾关节稍后。

• 按摩方法 •

一只手握拳，用手的指关节按压对侧足底的涌泉穴，每天按压 2 ~ 3 次，每次按压 50 ~ 100 下，以被按摩部位感觉酸痛为度。

• 功效 •

经常按摩此穴，有助于增强人体免疫力，帮助糖尿病人控制和稳定血糖，并对头痛、头晕、便秘、小便不利、咽喉肿痛等症状均有辅助调理作用。

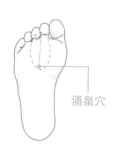

涌泉穴

美食降糖方

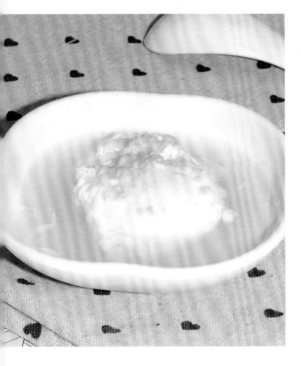

酒酿荷包蛋

原料：鸡蛋1个，红枣、枸杞子、酒酿各适量。

做法：

1 红枣洗净切开去核；枸杞子略微清洗备用。

2 汤锅中倒入适量水烧沸后，放入红枣和枸杞子略煮2分钟。

3 把鸡蛋磕入汤锅中，中小火煮至荷包蛋成形并熟透。

4 加入酒酿继续煮半分钟即可。

功效：

这款荷包蛋具有滋阴润燥、益气补血、宁心安神等功效，有助于糖尿病人改善阴虚、气血不足、心烦失眠等症状，常食能增强免疫力。

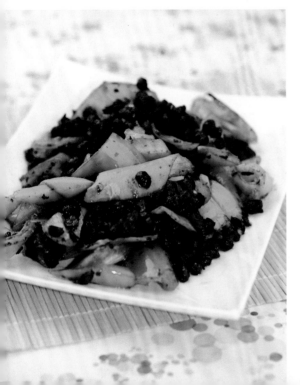

豆豉炒青椒

原料：青椒400克，豆豉50克。

辅料：食盐、花椒、食用油、味精各适量。

做法：

1 青椒洗净切块。

2 炒锅烧热倒油，放入花椒爆香，倒入豆豉翻炒出香味。

3 倒入青椒继续炒熟，加入食盐、味精炒匀调味即可。

功效：

这道菜具有健脾开胃、发汗解表、宣郁解毒等功效，有助于增强免疫力，帮助糖尿病人控制血糖，辅助调理高血压、高血脂、动脉硬化、便秘等症状。

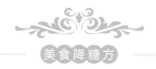
美食降糖方

当归生姜羊骨汤

原料：羊骨500克，当归、生姜各30克，食盐适量。

做法：

1 羊骨洗净焯水；生姜洗净切片；当归略微清洗备用。

2 把羊骨、姜片、当归一起放进汤锅中，加适量水，大火烧沸后改小火煲至羊肉熟烂。

3 加入食盐调味即可。

功效：

这道汤具有温中暖肾，益气补血的功效，有助于改善糖尿病人体虚、气血双亏等症状，能有效提高免疫力和抗病力。

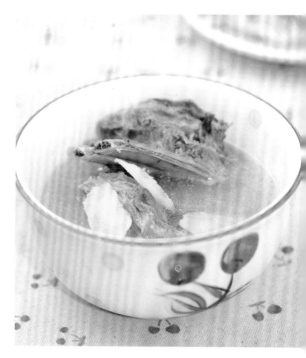

柠檬枣茶

原料：鲜柠檬1个，红枣10粒，枸杞子10克。

做法：

1 鲜柠檬将表皮反复擦洗，并用流水冲洗干净后，切成薄片备用。

2 红枣洗净后切开，除去枣核；枸杞子洗净备用。

3 把红枣、枸杞子放进锅中，加适量水，大火烧沸后改小火略煮10分钟左右。

4 放入柠檬片，水沸后继续煮5分钟即可。

功效：

这道茶富含有机酸、生物碱、多种维生素和矿物元素，具有清热利尿、生津止渴等功效，常饮能有效增强免疫力，改善呼吸系统功能，防治感冒等疾病。

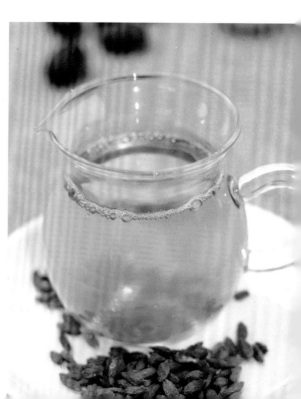

图书在版编目（CIP）数据

跑赢糖尿病 / 田心编著 . —— 长春 : 吉林科学技术
出版社，2015.1
（我的身体我做主）
ISBN 978-7-5384-8715-2

Ⅰ . ①跑… Ⅱ . ①田… Ⅲ . ①糖尿病－防治 Ⅳ .
① R587.1

中国版本图书馆 CIP 数据核字 (2014) 第 302222 号

我的身体我做主：跑赢糖尿病

编　著	田　心
出 版 人	李　梁
选题策划	北京智海鑫图书策划组稿工作室
责任编辑	孟　波　郑　旭
封面设计	八壹视觉
制　版	陈　闯
开　本	720mm×1000mm　1/16
字　数	360 千字
印　张	13
印　数	1-8000 册
版　次	2015 年 8 月第 1 版
印　次	2015 年 8 月第 1 次印刷
出　版	吉林科学技术出版社
发　行	吉林科学技术出版社
地　址	长春市人民大街 4646 号
邮　编	130021

发行部电话 / 传真　0431-85677817　85635177　85651759
　　　　　　　　　　 85651628　85600611　85670016

储运部电话　0431-84612872
编辑部电话　0431-85677817

网　址	www.jlstp.net
印　刷	吉林省吉广国际广告股份有限公司
书　号	ISBN 978-7-5384-8715-2
定　价	29.90 元